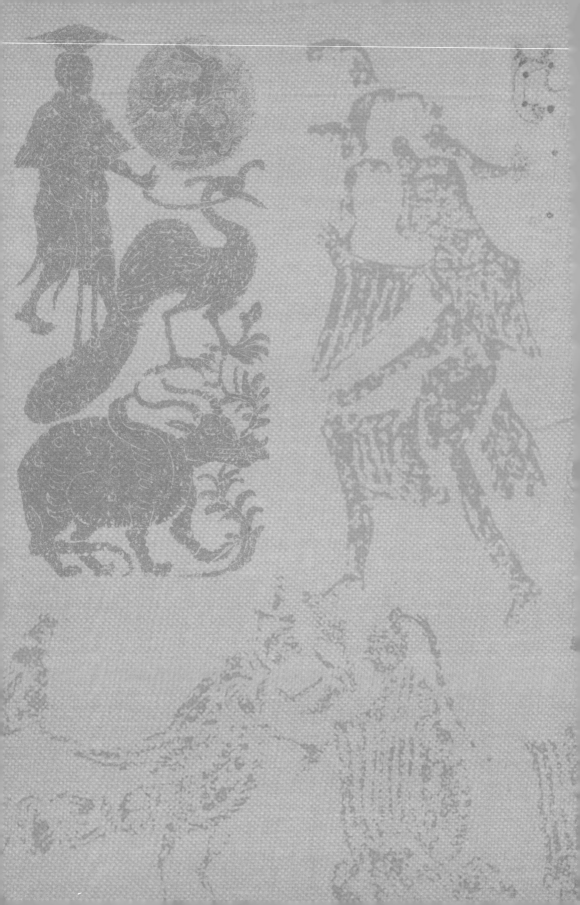

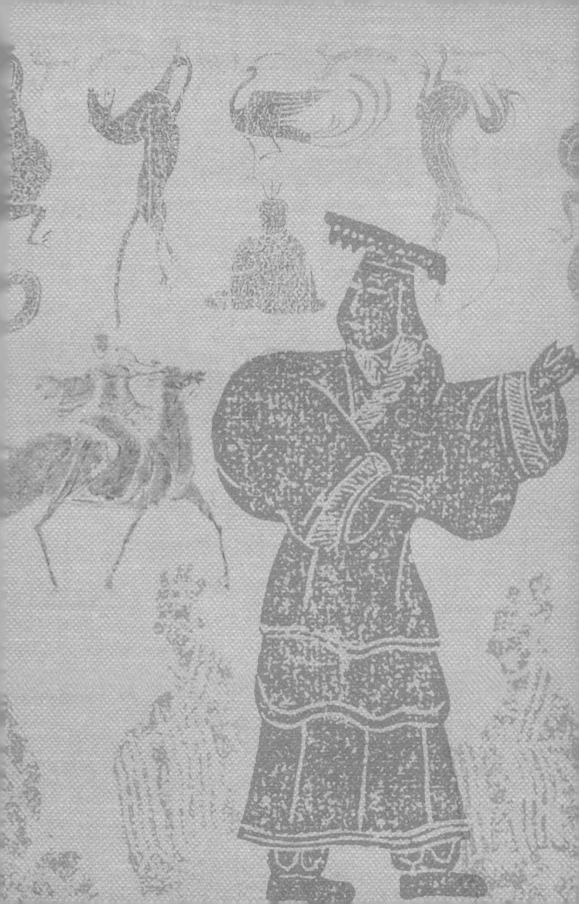

中国古医籍整理丛书

外科心法
真验指掌

清·刘济川 著

周兴兰 王一童 校注

全国百佳图书出版单位
中国中医药出版社
·北 京·

图书在版编目（CIP）数据

外科心法真验指掌/（清）刘济川著；周兴兰，王一童校注.—
北京：中国中医药出版社，2021.8

（中国古医籍整理丛书）

ISBN 978 - 7 - 5132 - 6914 - 8

Ⅰ.①外…　Ⅱ.①刘…②周…③王…　Ⅲ.①中医外科学 -
中国 - 清代　Ⅳ.①R26

中国版本图书馆 CIP 数据核字（2021）第 059025 号

中国中医药出版社出版

北京经济技术开发区科创十三街 31 号院二区 8 号楼
邮政编码　100176
传真　010 - 64405721
廊坊市祥丰印刷有限公司印刷
各地新华书店经销

开本 710×1000　1/16　印张 12.25　字数 120 千字
2021 年 8 月第 1 版　2021 年 8 月第 1 次印刷
书　号　ISBN 978 - 7 - 5132 - 6914 - 8

定价　59.00 元
网址　www.cptcm.com

服务热线　010 - 64405720
购书热线　010 - 89535836
维权打假　010 - 64405753

微信服务号　zgzyycbs
微商城网址　https://kdt.im/LIdUGr
官方微博　http://e.weibo.com/cptcm
天猫旗舰店网址　https://zgzyycbs.tmall.com

如有印装质量问题请与本社出版部联系（010 - 64405510）

国家中医药管理局
中医药古籍保护与利用能力建设项目
组织工作委员会

主 任 委 员 王国强

副 主 任 委 员 王志勇　李大宁

执 行 主 任 委 员 曹洪欣　苏钢强　王国辰　欧阳兵

执行副主任委员 李　昱　武　东　李秀明　张成博

委　　　　员

各省市项目组分管领导和主要专家

  （山东省）武继彪　欧阳兵　张成博　贾青顺

  （江苏省）吴勉华　周仲瑛　段金廒　胡　烈

  （上海市）张怀琼　季　光　严世芸　段逸山

  （福建省）阮诗玮　陈立典　李灿东　纪立金

  （浙江省）徐伟伟　范永升　柴可群　盛增秀

  （陕西省）黄立勋　呼　燕　魏少阳　苏荣彪

  （河南省）夏祖昌　刘文第　韩新峰　许敬生

  （辽宁省）杨关林　康廷国　石　岩　李德新

  （四川省）杨殿兴　梁繁荣　余曙光　张　毅

各项目组负责人

  王振国（山东省）　王旭东（江苏省）　张如青（上海市）

  李灿东（福建省）　陈勇毅（浙江省）　焦振廉（陕西省）

  蔡永敏（河南省）　鞠宝兆（辽宁省）　和中浚（四川省）

项目专家组

顾　问　马继兴　张灿玾　李经纬

组　长　余瀛鳌

成　员　李致忠　钱超尘　段逸山　严世芸　鲁兆麟
　　　　郑金生　林端宜　欧阳兵　高文柱　柳长华
　　　　王振国　王旭东　崔　蒙　严季澜　黄龙祥
　　　　陈勇毅　张志清

项目办公室（组织工作委员会办公室）

主　任　王振国　王思成

副主任　王振宇　刘群峰　陈榕虎　杨振宁　朱毓梅
　　　　刘更生　华中健

成　员　陈丽娜　邱　岳　王　庆　王　鹏　王春燕
　　　　郭瑞华　宋咏梅　周　扬　范　磊　张永泰
　　　　罗海鹰　王　爽　王　捷　贺晓路　熊智波

秘　书　张丰聪

前 言

中医药古籍是传承中华优秀文化的重要载体，也是中医学传承数千年的知识宝库，凝聚着中华民族特有的精神价值、思维方法、生命理论和医疗经验，不仅对于传承中医学术具有重要的历史价值，更是现代中医药科技创新和学术进步的源头和根基。保护和利用好中医药古籍，是弘扬中国优秀传统文化、传承中医学术的必由之路，事关中医药事业发展全局。

1949 年以来，在政府的大力支持和推动下，开展了系统的中医药古籍整理研究。1958 年，国务院科学规划委员会古籍整理出版规划小组在北京成立，负责指导全国的古籍整理出版工作。1982 年，国务院古籍整理出版规划小组召开全国古籍整理出版规划会议，制定了《古籍整理出版规划（1982—1990）》，卫生部先后下达了两批 200 余种中医古籍整理任务，掀起了中医古籍整理研究的新高潮，对中医文化与学术的弘扬、传承和发展，发挥了极其重要的作用，产生了不可估量的深远影响。

2007 年《国务院办公厅关于进一步加强古籍保护工作的意见》明确提出进一步加强古籍整理、出版和研究利用，以及

"保护为主、抢救第一、合理利用、加强管理"的方针。2009年《国务院关于扶持和促进中医药事业发展的若干意见》指出，要"开展中医药古籍普查登记，建立综合信息数据库和珍贵古籍名录，加强整理、出版、研究和利用"。《中医药创新发展规划纲要（2006—2020）》强调继承与创新并重，推动中医药传承与创新发展。

2003～2010年，国家财政多次立项支持中国中医科学院开展针对性中医药古籍抢救保护工作，在中国中医科学院图书馆设立全国唯一的行业古籍保护中心，影印抢救濒危珍本、孤本中医古籍1640余种；整理发布《中国中医古籍总目》；遴选351种孤本收入《中医古籍孤本大全》影印出版；开展了海外中医古籍目录调研和孤本回归工作，收集了11个国家和2个地区137个图书馆的240余种书目，基本摸清流失海外的中医古籍现状，确定国内失传的中医药古籍共有220种，复制出版海外所藏中医药古籍133种。2010年，国家财政部、国家中医药管理局设立"中医药古籍保护与利用能力建设项目"，资助整理400余种中医药古籍，并着眼于加强中医药古籍保护和研究机构建设，培养中医古籍整理研究的后备人才，全面提高中医药古籍保护与利用能力。

在此，国家中医药管理局成立了中医药古籍保护和利用专家组和项目办公室，专家组负责项目指导、咨询、质量把关，项目办公室负责实施过程的统筹协调。专家组成员对古籍整理研究具有丰富的经验，有的专家从事古籍整理研究长达70余年，深知中医药古籍整理研究的重要性、艰巨性与复杂性，履行职责认真务实。专家组从书目确定、版本选择、点校、注释等各方面，为项目实施提供了强有力的专业指导。老一辈专家的学术水平和智慧，是项目成功的重要保证。项目承担单位山东中医药大学、南京中医药大学、上海中医药大学、福建中医药大学、浙江省中医药研究院、陕西省中医药研究院、河南省中医药研究院、辽宁中医药大学、成都中医药大学及所在省市中医药管理部门精心组织，充分发挥区域间互补协作的优势，并得到承担项目出版工作的中国中医药出版社大力配合，全面推进中医药古籍保护与利用网络体系的构建和人才队伍建设，使一批有志于中医学术传承与古籍整理工作的人才凝聚在一起，研究队伍日益壮大，研究水平不断提高。

　　本着"抢救、保护、发掘、利用"的理念，该项目重点选择近60年未曾出版的重要古医籍，综合考虑所选古籍的保护价值、学术价值和实用价值。400余种中医药古籍涵盖了医经、基础理论、诊法、伤寒金匮、温病、本草、方书、内科、外科、女科、儿科、伤科、眼科、咽喉口齿、针灸推拿、养生、医案医话医论、医史、临证综合等门类，跨越唐、宋、金元、明以迄清末。全部古籍均按照项目办公室组织完成的行业标准《中医古籍整理规范》及《中医药古籍整理细则》进行整理校注，绝大多数中医药古籍是第一次校注出版，一批孤本、稿本、抄本更是首次整理面世。对一些重要学术问题的研究成果，则集中收录于各书的"校注说明"或"校注后记"中。

　　"既出书又出人"是本项目追求的目标。近年来，中医药古籍整理工作形势严峻，老一辈逐渐退出，新一代普遍存在整理研究古籍的经验不足、专业思想不坚定等问题，使中医古籍整理面临人才流失严重、青黄不接的局面。通过本项目实施，搭建平台，完善机制，培养队伍，提升能力，经过近5年的建设，锻炼了一批优秀人才，老中青三代齐聚一堂，有效地稳定了研究队伍，为中医药古籍整理工作的开展和中医文化与学术的传承提供必备的知识和人才储备。

本项目的实施与《中国古医籍整理丛书》的出版，对于加强中医药古籍文献研究队伍建设、建立古籍研究平台，提高古籍整理水平均具有积极的推动作用，对弘扬我国优秀传统文化，推进中医药继承创新，进一步发挥中医药服务民众的养生保健与防病治病作用将产生深远影响。

第九届、第十届全国人大常委会副委员长许嘉璐先生，国家卫生计生委副主任、国家中医药管理局局长、中华中医药学会会长王国强先生，我国著名医史文献专家、中国中医科学院马继兴先生在百忙之中为丛书作序，我们深表敬意和感谢。

由于参与校注整理工作的人员较多，水平不一，诸多方面尚未臻完善，希望专家、读者不吝赐教。

国家中医药管理局中医药古籍保护与利用能力建设项目办公室

二〇一四年十二月

许 序

"中医"之名立，迄今不逾百年，所以冠以"中"字者，以别于"洋"与"西"也。慎思之，明辨之，斯名之出，无奈耳，或亦时人不甘泯没而特标其犹在之举也。

前此，祖传医术（今世方称为"学"）绵延数千载，救民无数；华夏屡遭时疫，皆仰之以度困厄。中华民族之未如印第安遭染殖民者所携疾病而族灭者，中医之功也。

医兴则国兴，国强则医强。百年运衰，岂但国土肢解，五千年文明亦不得全，非遭泯灭，即蒙冤扭曲。西方医学以其捷便速效，始则为传教之利器，继则以"科学"之冕畅行于中华。中医虽为内外所夹击，斥之为蒙昧，为伪医，然四亿同胞衣食不保，得获西医之益者甚寡，中医犹为人民之所赖。虽然，中国医学日益陵替，乃不可免，势使之然也。呜呼！覆巢之下安有完卵？

嗣后，国家新生，中医旋即得以重振，与西医并举，探寻结合之路。今也，中华诸多文化，自民俗、礼仪、工艺、戏曲、历史、文学，以至伦理、信仰，皆渐复起，中国医学之兴乃属必然。

迄今中医犹为国家医疗系统之辅，城市尤甚。何哉？盖一则西医赖声、光、电技术而于20世纪发展极速，中医则难见其进。二则国人惊羡西医之"立竿见影"，遂以为其事事胜于中医。然西医已自觉将入绝境：其若干医法正负效应相若，甚或负远逾于正；研究医理者，渐知人乃一整体，心、身非如中世纪所认定为二对立物，且人体亦非宇宙之中心，仅为其一小单位，与宇宙万象万物息息相关。认识至此，其已向中国医学之理念"靠拢"矣，虽彼未必知中国医学何如也。唯其不知中国医理何如，纯由其实践而有所悟，益以证中国之认识人体不为伪，亦不为玄虚。然国人知此趋向者，几人？

国医欲再现宋明清高峰，成国中主流医学，则一须继承，一须创新。继承则必深研原典，激清汰浊，复吸纳西医及我藏、蒙、维、回、苗、彝诸民族医术之精华；创新之道，在于今之科技，既用其器，亦参照其道，反思己之医理，审问之，笃行之，深化之，普及之，于普及中认知人体及环境古今之异，以建成当代国医理论。欲达于斯境，或需百年欤？予恐西医既已醒悟，若加力吸收中医精粹，促中医西医深度结合，形成21世纪之新医学，届时"制高点"将在何方？国人于此转折之机，能不忧虑而奋力乎？

予所谓深研之原典，非指一二习见之书、千古权威之作；就医界整体言之，所传所承自应为医籍之全部。盖后世名医所著，乃其秉诸前人所述，总结终生行医用药经验所得，自当已成今世、后世之要籍。

盛世修典，信然。盖典籍得修，方可言传言承。虽前此50余载已启医籍整理、出版之役，惜旋即中辍。阅20载再兴整理、出版之潮，世所罕见之要籍千余部陆续问世，洋洋大观。

今复有"中医药古籍保护与利用能力建设"之工程，集九省市专家，历经五载，董理出版自唐迄清医籍，都400余种，凡中医之基础医理、伤寒、温病及各科诊治、医案医话、推拿本草，俱涵盖之。

噫！璐既知此，能不胜其悦乎？汇集刻印医籍，自古有之，然孰与今世之盛且精也！自今而后，中国医家及患者，得览斯典，当于前人益敬而畏之矣。中华民族之屡经灾难而益蕃，乃至未来之永续，端赖之也，自今以往岂可不后出转精乎？典籍既蜂出矣，余则有望于来者。

谨序。

第九届、十届全国人大常委会副委员长

许嘉璐

二〇一四年冬

王 序

　　中医学是中华民族在长期生产生活实践中，在与疾病作斗争中逐步形成并不断丰富发展的医学科学，是中国古代科学的瑰宝，为中华民族的繁衍昌盛作出了巨大贡献，对世界文明进步产生了积极影响。时至今日，中医学作为我国医学的特色和重要医药卫生资源，与西医学相互补充、相互促进、协调发展，共同担负着维护和促进人民健康的任务，已成为我国医药卫生事业的重要特征和显著优势。

　　中医药古籍在存世的中华古籍中占有相当重要的比重，不仅是中医学术传承数千年最为重要的知识载体，也是中医为中华民族繁衍昌盛发挥重要作用的历史见证。中医药典籍不仅承载着中医的学术经验，而且蕴含着中华民族优秀的思想文化，凝聚着中华民族的聪明智慧，是祖先留给我们的宝贵物质财富和精神财富。加强对中医药古籍的保护与利用，既是中医学发展的需要，也是传承中华文化的迫切要求，更是历史赋予我们的责任。

　　2010 年，国家中医药管理局启动了中医药古籍保护与利用能力建设项目。这既是传承中医药的重要工程，也是弘扬优秀民族文化的重要举措，不仅能够全面推进中医药的有效继承和创新发展，为维护人民健康作出贡献，也能够彰显中华民族的璀璨文化，为实现中华民族伟大复兴的中国梦作出贡献。

相信这项工作一定能造福当今，嘉惠后世，福泽绵长。

国家卫生和计划生育委员会副主任

国家中医药管理局局长

中华中医药学会会长

王国强

二〇一四年十二月

马 序

新中国成立以来，党和国家高度重视中医药事业发展，重视古籍的保护、整理和研究工作。自 1958 年始，国务院先后成立了三届古籍整理出版规划小组，分别由齐燕铭、李一氓、匡亚明担任组长，主持制定了《整理和出版古籍十年规划（1962—1972）》《古籍整理出版规划（1982—1990）》《中国古籍整理出版十年规划和"八五"计划（1991—2000）》等，而第三次规划中医药古籍整理即纳入其中。1982 年 9 月，卫生部下发《1982—1990 年中医古籍整理出版规划》，1983 年 1 月，中医古籍整理出版办公室正式成立，保证了中医古籍整理出版规划的实施。2002 年 2 月，《国家古籍整理出版"十五"（2001—2005）重点规划》经新闻出版署和全国古籍整理出版规划领导小组批准，颁布实施。其后，又陆续制定了国家古籍整理出版"十一五"和"十二五"重点规划。国家财政多次立项支持中国中医科学院开展针对性中医药古籍抢救保护工作，文化部在中国中医科学院图书馆专门设立全国唯一的行业古籍保护中心，国家先后投入中医药古籍保护专项经费超过 3000 万元，影印抢救濒危珍、善、孤本中医古籍 1640 余种，开展了海外中医古籍目录调研和孤本回归工作。2010 年，国家财政部、国家中医药管理局安排国家公共卫生专项资金，设立了"中医药古籍保护与利用能力建设项目"，这是继 1982～1986 年第一批、第二批重要中医药古籍整理之后的又一次大规模古籍整理工程，重点整理新中国成立后未曾出版的重要古籍，目标是形成并普及规范的通行本、传世本。

为保证项目的顺利实施，项目组特别成立了专家组，承担咨询和技术指导，以及古籍出版之前的审定工作。专家组中的许多成员虽逾古稀之年，但老骥伏枥，孜孜不倦，不仅对项目进行宏观指导和质量把关，更重要的是通过古籍整理，以老带新，言传身教，培养一批中医药古籍整理研究的后备人才，促进了中医药古籍保护和研究机构建设，全面提升了我国中医药古籍保护与利用能力。

作为项目组顾问之一，我深感中医药古籍保护、抢救与整理工作的重要性和紧迫性，也深知传承中医药古籍整理经验任重而道远。令人欣慰的是，在项目实施过程中，我看到了老中青三代的紧密衔接，看到了大家的坚持和努力，看到了年轻一代的成长。相信中医药古籍整理工作的将来会越来越好，中医药学的发展会越来越好。

欣喜之余，以是为序。

中国中医科学院研究员

马继兴

二〇一四年十二月

校注说明

  《外科心法真验指掌》刊刻于清光绪十三年（1887），作者刘济川，字荷桥，天津人氏，清末医家，生卒年不详。

  据《中国中医古籍总目》载，本书为清光绪十三年丁亥（1887）刘氏刻本天津全顺堂藏板，全国共有 10 家图书馆有馆藏。经实地调研，本书现存古籍版本为刘氏刻本，由天津刻书作坊全顺堂刊刻。上海中医药大学图书馆馆藏"全顺堂"本和"修善堂"本，"修善堂"本封面书名之上写"修善堂"，但缺少牌记、前序、跋。经比对，两个本子的卷数、版式、纸张及内容均相同，为同一刻本。天津图书馆藏《天津通志·出版志》载：从清乾隆年间到民国时期，天津曾进行过刻书的作坊中有全顺堂。证实了"全顺堂"本的真实性。

  本次整理以天津全顺堂刘氏刻本作为底本，他校本有宋·许叔微《普济本事方》，明·李时珍《濒湖脉学》、陈实功《外科正宗》，清·吴谦《医宗金鉴》等。

  现将本次整理的校注原则说明如下：

  1. 原书为竖排繁体，今改为横排简体，采用现代标点符号，对原书进行标点。

  2. 凡文中表示文字方位词"右"改为"上"，"左"改为"下"。

  3. 原书原有总目录、每卷卷首目录，今重新整理，合编为一，列于正文之前。目录与正文不一致处，如正文正确，目录有误，则据正文订正目录，不出校记；反之，如目录正确，而正文标题有误，则据目录订正正文标题，并出校记。

4. 原书每卷卷前有"外科心法真验指掌"，此次整理予以删除。

5. 凡无歧义的异体字、古字、俗字径改不出注，如"腦"与"痛"、"胎"与"胁"、"扥"与"托"、"微"与"微"、"燉"与"炖""煖"与"暖"、"髆"与"膊""栢"与"柏"、"疭"与"瘥"、"徧"与"遍"、"祟"与"崇"、"皰"与"泡"、"湾"与"弯"、"扥"与"托"、"撚"与"捻"。

6. 原书中因写刻致误的明显错别字，予以径改，不出校记，如"面"作"而"，"疽"作"疽"，"芁"作"芃"，"與"作"興"，"炙"作"灸"，"蜡"作"爉""腊"，"吾"作"五"，"即"作"郎"等。

7. 凡漫漶难辨及夺脱之字，皆据字数以虚阙符号□代之。

8. 通假字一律保留，并于首见处出注说明。

9. 原书中个别字前后不统一，予以律齐，不出校，如"敷、付、傅"全部律齐为"敷"，斑疹之"班、斑"全部律齐为"斑"。

10. 原书中药名用俗字者，依据现通行用字予以径改，不出注。如"射香"改为"麝香"、"山查"改为"山楂"、"白芨"改为"白及"、"班猫"改为"斑蝥"、"三稜"改为"三棱"、"蝉脱"改为"蝉蜕"、"黄蘖"改为"黄柏"、"兔丝子"改为"菟丝子"、"牛旁子"改为"牛蒡子"、"黄耆"改为"黄芪"、"蝉酥"改为"蟾酥"、"血馀"改为"血余"、"柯子肉"改为"诃子肉"、"当参"改为"党参"、"申姜"改为"生姜"、"只实"改为"枳实"、"蛇脱"改为"蛇蜕"、"蜜陀僧"改为"密陀僧"、"牛夕"改为"牛膝"、"桂元肉"改为"桂圆肉"、"蒿本"改为"藁本"、"白练"改为"白蔹"、"元明粉"改为"玄明粉"、"元参"改为"玄参"、"姜蚕"改为"僵蚕"、"乌稍蛇"改为"乌梢蛇"、"赤石子"改为"赤石脂"、"紫稍花"改为"紫梢花"、"吴株萸"改为"吴茱萸"、"莲翘"改为"连翘"、"闹阳花"改为"闹羊花"、"三奈"改为"山奈"。部分药物名异名者,于首见处出注。

11. 图片按底本原图重描,原书附图中文字自右向左阅读,今径改文字方向为自左向右,以便阅读。

12. 原书卷三、卷四、卷末序中神咒、成仙、祝由等内容,今一并删去。

原序

　　窃以予自降生中华，世居津邑，姓续刘门。

　　承先父天福，命字荷桥，命名济川。延师教读，受学勤求，精心书史。及长，心性近慈。每于诵读之余，听经不厌，深信佛祖，夙夜思维。佛门不离乎方便，大抵以济众为本，故偷闲精求，择一尘世稍益于人者，偶然试之。惟医道是所需，而外科尤常试。乃于远近访师择友，并及门群集讲求，观《正宗》、览《金鉴》，考诸家道正义明，凡先代之用心立方行药，具见调治疮疡，条条有款，种种精详，无不尽美尽善。由少年及花甲，数十年来，择易学之说与可疗之症，虔心试之，大半屡经屡验，不啻得心应手。窃幸时日阅历，就先知先觉之良方良能，以运用于疮危疡灾，皆能速脱苦难，早得身安体泰，共享盛世之雍乐太平。旦夕切念，仍愿后之学者，循规蹈矩，以传用于男灾女难之余，俾得永称奥妙，远传天下后世，相延于遐迩人寰，庶不愧为方便也。故将生平所经所见、所试所验者，集部分卷，别门归类，开列于下，书名为《外科心法真验指掌》，不揣愚昧，妄为落墨，望共谅之。

　　大清覃恩①赏换花翎五品封典军功七品衔②翰林院典簿厅行走待诏③荷桥刘济川敬修虔刊

---

① 覃恩：广施恩泽。旧时多用以称帝王对臣民的封赏、赦免等。
② 衔：职务及级别的名号。
③ 待诏：官名。

目 录

卷一　元部

疮疡总论

大凡人之一身，以气血为主，而体之患症，由感而生，毒分内外，于是疮疡痈疽别焉耳。所谓疮者，皮外也；疡者，皮内也；痈者，肉之间；疽者，骨之里。或风湿寒暑，由外而致；或饮食劳逸，由内所生。医者先审其由、辨其形，视其人男女老少，分其时春夏秋冬。气失其清，毒停于血，心乖夫正，热结于身，务诊其体虚实寒热，见其症之确切无疑，再用药以攻之，继用药以养之，安能不用力少而成功多也。临症者万不可轻施妄动，草率以图。若非斟酌精详，岂不有愧于济人救世也哉！至嘱切嘱，尤有言说。凡世之淫欲恶症，概不一载。

辨症门_{统一说①}

辨症之分有十：吉凶、阴阳、大小、轻重、平险、男女、老少、内外、迟速、难易。毋论何等疮疡，皆有吉凶。吉宜治，凶宜却，非偏见也。盖吉症有命而顺治，可收功也；凶症难治而易危，多贻害也，徒劳无益，故宜推之。一身皆有阴阳，内为阴，外为阳；下为阴，上为阳；心前为阴，背后为阳；手心为阴，手背为阳；足心为阴，足面为阳；胁里面为阴，外面为阳；腿后面为阴，前面为

---

① 统一说：原无，据目录补。

阳。阳症或消治，汤药泻之；或拘治，锭药圈之；辨症者
斟择医之。大症多惊，人不可惧；小症易忽，人不可轻。
若上下搭腰痈①等，皆为大症，治宜托宜提。内里心清气
足，多饮食调养，而外毒不令其内攻，何难收效于一日
哉？惧奚为也。若薄皮疮疔毒等症，起时本未注意，由小
皆能成患，如疔症最小，而丧命甚速，急者七个时刻，缓
在三日，命必危矣。见症者急宜用针刺破，见脓见血为
要；如毒气走开，见红线，而命难保矣，宜切记之。轻者
不可轻视，以治尽净为要；重者勿延迟，以速效为准。平
者要除根，不可再犯；险者要留神，平安为是。男患治之
敞快易见，女症治之掩蔽难明，多加测度为要。老人多虚
弱，不宜行下，当以温暖法医之。少人多强壮，不必补
助，宜以调养法育之。内宜托，引之于外；外宜敛，运之
使收。症迟加好药以疗之，症速用针法以灭之。如此辨症
明确，难者不难，易者更易矣，准而且当，万勿一失，安
能不用力少，而成功多也。

---

① 痈：原作"臃"，据文义改。

图式门　外八说　内十二说　脉一说①

头前正面图

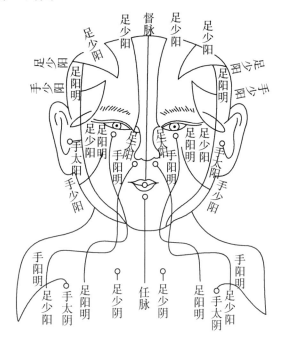

头前面解释

　　头之正面分四②行：其中行上嘴唇以上，属督脉；下嘴唇以下，属任脉，此为中行也。其第二行，目内眦旁，上属足太阳经；鼻旁，下属手阳明经，此为第二行也。其第四行，面颧骨外，旁属手太阳经；头侧，上属足少阳经；绕耳前后，属手少阳经，此为第四行也。其第三行唇旁，属足阳明经，为第三行也。

---

① 外八说内十二说脉一说：原缺，据目录补。
② 四：原作"五"，据文义改。

头后项颈图

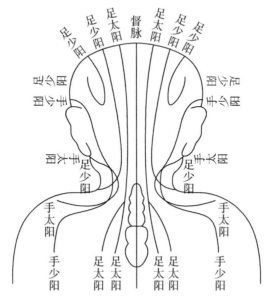

头后项颈解释

头后项颈分七行：其中行属督脉，惟两旁第二行属足太阳经，其余第三行、四行、五行皆属足少阳经。颈前中行属任脉，二行属足阳明经，三行属手阳明经，四行属手太阳经，五行属足少阳经，六行属手少阳经，七行属足太阳经。项后中间，属督脉经也。

胸腹图

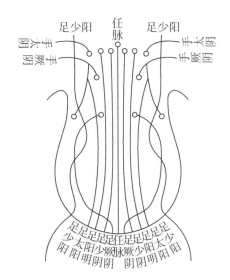

脊背图

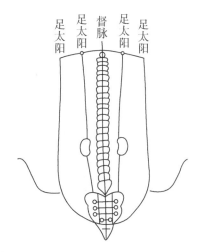

胸腹脊背解释

胸腹之中行属任脉，两旁第二行属足少阴肾经，第三行属足阳明胃经，第四行属足太阴脾经，乳下胁上第五行属足厥阴肝经，胁后第六行属足少阳胆经，脊外两旁二行、三行俱属足太阳膀胱经，脊之中行属督脉经。

手膊臂内图

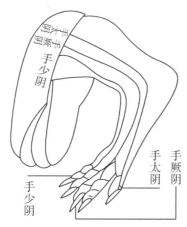

手膊臂外图

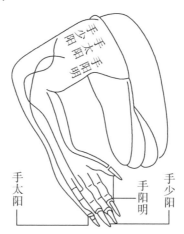

手膊臂外内解释

手膊臂之外面，系手三阳经部位也；上行属手阳明经，中行属手少阳经，下行属手太阳经。手膊臂之内面，系手三阴经部位也；上行属手太阴经，中行属手厥阴经，下行属手少阴经。

足膝内图

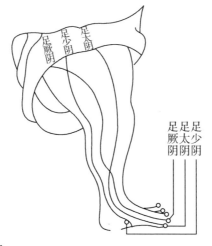

足膝外图

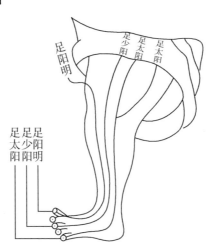

足膝外内解释

足膝之外面，系足三阳经部位也；前行属足阳明经，中行属足少阳经，后行属足太阳经。足膝之内面，系足三阴经部位也；足大指外侧之前行股内之中行，属足厥阴经；内侧之中行股内之前行，属足太阴经；足心绕踝之后行，属足少阴经。

心经图

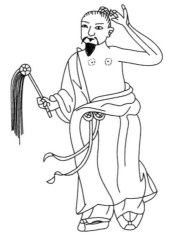

属少阴血道一脉相通

手小指甲旁内侧分余

心包络图

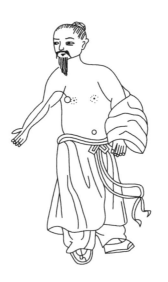

属厥阴血道一脉相通

手中指之端上行乳旁

肝经图

属厥阴血道一脉相通

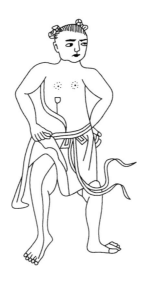

足大指外侧之端上至乳下

脾经图

属太阴血道一脉相通

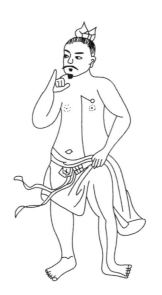

足大指甲旁内侧之端

肺经图

属太阴血道一脉相通

手大指甲旁内侧分余

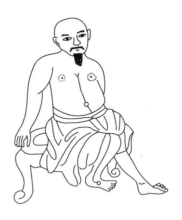

肾经图

属少阴血道一脉相通

足心至脚根至胸前中

三焦经图

属少阳血道一脉相通

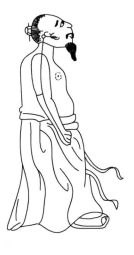

手四指外侧之端至耳前动脉

胆经图

属少阳血道一脉相通

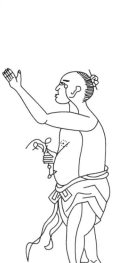

足四指外侧之端至目外眦

胃经图

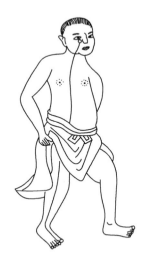

足二指之端至颊及目下

属阳明血道一脉相通

大肠经图

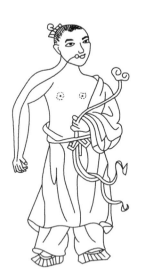

手四指内侧至鼻孔两旁

属阳明血道一脉相通

膀胱经图

属太阳血道一脉相通

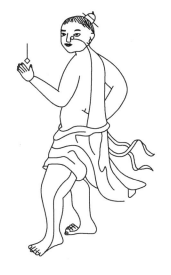

足小指外侧之端至目内眦

小肠经图

属太阳血道一脉相通

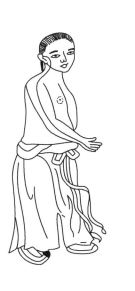

手小指外侧端至耳中珠子

脏腑手足十二经循行部位解释

手之三阳：手外头者，谓手阳明大肠经，从手次指内侧之端，上行手臂外之上，行至头鼻两旁也。手少阳三焦经，从手四指外侧之端，上行手臂外之中，行至头耳前动脉也。手太阳小肠经，从手小指外侧之端，上行手臂外之下，行至头耳中珠子也。

手之三阴：胸内手者，谓手太阴肺经，从胸乳上循行臑内，下行肘臂内之上，行至手大指内侧之端也。手厥阴心包络经，从腋下、乳外循行臑内，下行肘臂内之中，行至手中指之端也。手少阴心经，从腋筋间循行臑外，下行肘臂内之下，行至手小指内侧之端也。

足之三阳：头外足者，谓足阳明胃经，从头目下循颊颈乳中，下行腹外股膝跗之前，行至足二指之端也。足少阳胆经，从头目外眦循行绕耳、颅、颠，下行胁、跨、膝、跗之中，行至足四指外侧之端也。足太阳膀胱经，从头目内眦，循行额、颠、项背外，行臀、腘、腨、踝之后，行至足小指外侧之端也。

足之三阴：足内走者，谓足厥阴肝经，从足大指外侧之端，循行前行上内踝，上腘、腨、膝之中行，内行阴器、腹胁之外，行上至乳下也。足太阴脾经，从足大指内侧之端，循行内踝、膝里、股内之中行，上行腹中至季胁也。足少阴肾经，从足心循行内踝、足根内，循之后行，上腹内至胸也。谓阳行外，诸阴行里，四肢背腹皆如此也。

诊脉门_{左右二说①}

脏腑脉图

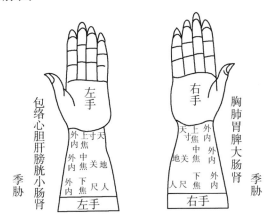

左手　包络心胆肝膀胱小肠肾　季胁
外内 上寸 天焦
外内 中焦 关地
外内 下焦 尺人

右手　胸肺胃脾大肠肾　季胁
天寸 上焦 外内
地关 中焦 外内
人尺 下焦 外内

歌曰：胸中及肺右寸间，胃与脾脉右关取，大肠并肾右班。

歌曰：上焦候寸下焦尺，中焦之候属两关。

歌曰：包络与心左寸应，胆与肝家在左关，膀胱小肠肾左尺。

脉诀解释

古云：脉者，血之府也。周身血脉运行，贯通十二经中，皆有动脉。盖以其经每至寅时，各经之气皆上朝而大会于肺，故曰寸口宗也。掌后有高骨隆起，界于尺脉寸脉之间，名曰关部。关前之位，其名曰寸；关后之位，其名曰尺。尺寸者，谓从关上至鱼际长一寸，从关下至尺泽长

---

① 左右二说：原缺，据目录补。

一尺，故名之也。论曰：尺内两旁，则季胁也。

论脉门二十八说 幼儿二说①

　　医家入病房，必须坐定，沉气敛神，心细意专。候病者坐正，放小桌于床上，再用小枕放桌中，令病人将左手背置在枕上，医家方起身，坐在病者左边，以左手中三个指，诊病者左脉，三指即三部也。手部者何？寸、关、尺。食指诊寸脉，中指诊关脉，四指诊尺脉，所以用三指诊之也。然后转身，坐病者右边，再以右手中三个指，诊病者右脉，三个指亦分寸关尺，食指问寸脉，中指问关脉，四指问尺脉，左右相同，不分男女，如法诊之，方得妙处。如左诊右，右诊左，不但格局不合，即形势亦觉多乖，焉能诊出奥妙之旨乎？左右六脉，诊得清楚，明白晓畅，再观外症，生于何处，起由何经，属阴属阳，宜消宜长，有吉有凶，即在诊脉之时而早知之，又何用望闻问切之法也哉。

二十八脉

　　浮　沉　迟　数　滑　涩　虚　实　长　短　洪大脉附　微　细小脉附　濡　弱　紧　缓　弦　芤　革　牢　伏　动　促　结　代　疾　散

二十八脉统属

　　浮洪虚散芤濡革弦长，沉实伏牢短细代。迟微缓结

---

① 二十八说幼儿二说：原缺，据目录补。

弱，数促动疾紧。滑血有余，涩气独滞。滑虽似数，涩虽似迟，迟数以呼吸之间，察其至，滑涩以往来之际，察其形。迟数滑涩，辨似分明。

浮脉

按之在肉上行，取于皮毛属肺，取于血脉属心，其形泛泛而流利。

诗曰：浮脉微从肉上行，如循榆荚似毛轻；三秋得令知无恙，久病逢之却可惊。

沉脉

按之在肉下行，取于筋属肝，取于骨属肾，其行水流而润下。

诗曰：水行流润脉来沉，筋骨之间软滑匀；女子寸兮男子尺，四时如此号为平。

迟脉

按之一息三至为迟，一呼一吸为一息，鼻孔出入气也，其行以至数论之。

诗曰：迟来一息至惟三，阳不胜阴气血寒；但把浮沉分表里，消阴须益火之原。

数脉

按之一息六至为数，一呼一吸为一息，鼻孔出入气也，其行以至数言之。

诗曰：数脉息间常六至，阴微阳盛必旺烦；浮沉表里分虚实，惟有儿童作吉看。

滑脉

按之流利阴血盛，则脉故滑，其形如盘珠荷露之旋转也。

诗曰：滑脉如珠替替然，往来流利却还前；莫将滑数为相类，数脉惟看至数同。

涩脉

按之不前，由津血亏少不调未足润，故涩，其形如轻刀刮竹之多滞也。

诗曰：细迟短涩往来难，散止依稀应指间；如雨沾沙容易散，病蚕食叶慢而艰。

虚脉

按之软大，举指即散，久按重按而绝，其形如鸡羽而循拂也。

诗曰：举之迟大按之松，脉状无涯类谷空；莫把芤虚为一类，芤来浮大似慈①葱。

实脉

按之坚硬阳气盛，则脉故实，应指强状，其形中外壅满之填塞也。

诗曰：浮沉皆得大而长，应指无虚幅幅强；热蕴三焦成旺火，通肠发汗始安康。

长脉

按之俱举，三部均匀，齐来过乎本位，其形直上直下，如长竿然也。

诗曰：过于本位脉名长，弦则非然但满张；弦脉与长争较远，良工尺度自能量。

---

① 慈：原作"滋"。据《濒湖脉学》和文义改。

短脉

按之首尾不及，不能满部，寸尺不及，其形两头俯而沉，中间突而浮起也。

诗曰：两头缩缩名为短，涩短迟迟细且难；短涩而浮秋见喜，三春为贼有邪干。

洪脉 大脉附

按之极大，来盛去衰，指满无力，其形如洪水，滔滔不断也。

诗曰：脉来洪盛去还衰，满指滔滔应夏时；若在春秋冬月令，升阳散火莫狐疑。

微脉

按之极软，若有若无，欲绝非绝，其形模糊，稍有之谓也。

诗曰：微脉轻微瞥瞥乎，按之欲绝有如无；微为阳弱细阴弱，细比于微略较粗。

细脉

按之如丝，指下显然，其形往来若发。小脉附：未尝模糊也。

诗曰：细来累累细如丝，应指沉沉无绝期；春夏少年俱不利，秋冬老弱厥相宜。

濡脉

按之极软，下指即见，重摸乃空，其形如绵浮水面上也。

诗曰：濡形浮细按须轻，水面浮绵力不禁；病后产中犹有药，平人若见是无根。

弱脉

按之柔和，下指即见，举指即无，其形如水合面，成之活软也。

诗曰：弱来无力按之柔，柔细而沉不见浮；阳陷入阴精血弱，白头犹可少年愁。

紧脉

按之挺急，往来有力，若纠合成绳，其形侧转绞挺之象也。

诗曰：举如转索切如绳，脉象因之得紧名；总是寒邪来作寇，内为腹下外疼身。

缓脉

按之甚匀，往来不疾不徐，其形从容和缓之谓也。

诗曰：缓脉阿阿四至通，柳梢袅袅飐轻风；欲从脉里求神气，只在从容和缓中。

弦脉

按之不移，端直小长，其形如琴弦应指也。

诗曰：弦脉迢迢端直长，肝经木旺土应伤；怒气满胸长欲叫，翳蒙瞳子泪淋漓。

芤脉

按之中空旁有，中央空，指推厥有根气，其形如葱管然也。

诗曰：芤形脉大软如葱，按之旁有中央空；火犯阳经①血上溢，热侵阴络下流红。

---

① 经：原作"泾"。据《濒湖脉学》及文义改。

革脉

按之空潭，浮取即得，其形如鼓之两面皮也。

诗曰：革脉形如按鼓皮，芤弦相合脉寒虚；女人半产并崩漏，男子营虚或梦遗。

牢脉

按之急数，沉有力，动不移，其形如鼓击应指然也。

诗曰：弦长实大脉牢坚，牢位常居沉伏间；革脉芤弦自浮起，革虚牢实要详看。

伏脉

按之不见，隐于筋下，委曲而重求之，附着于骨，其形深沉于底也。

诗曰：伏脉推筋着骨寻，指间裁动隐然深；伤寒欲汗阳将解，厥逆脐痛症属阴。

动脉

按之摇动，急数有力，无头无尾，其形如豆厥厥圆团也。

诗曰：动脉摇摇数在关，无头无尾豆形团；其原本是阴阳搏，虚则摇兮胜者安。

促脉

按之数急，中止复来又止，其形如紧走而忽住趾也。

诗曰：促脉数而时一止，此为阳极欲亡阴；三焦郁火炎炎盛，进必无生退可生。

结脉

按之留滞，往来缓，时一止复来，徐行而怠，得此脉者死。

诗曰：结脉缓而时一止，独阴偏盛欲亡阳；浮为气滞沉为积，汗下分明在主张。

代脉

按之止不即还，久而复来。止无常者，结促之脉，止有定者方为代也。

诗曰：动而中止不能还，复动因而依代看；病者得之犹可疗，平人厥与寿相关。

疾脉

按之急快，热极之故，呼吸之间，七至八至，其形甚于数脉也。

诗曰：疾为阳极阴气欲竭，脉号离经虚魂将绝；渐进渐疾旦夕殒灭，毋论寸尺短期已决。

散脉

按之浮乱，有表无里，中候渐空，其形如羹上肥油散漫也。

诗曰：散似扬花散漫飞，去来无定至难齐。产为生兆胎为堕，久病逢之不必医。

幼科脉

小儿脉紧风痫候，沉缓食伤多吐呕；

弦急因知气不和，急促虚惊神不守；

冷则沉细风则浮，牢实大便应秘久；

腹痛之候紧而弦，脉乱不治安可救；

变蒸之时脉必变，不治自然无过谬；

单细疳劳洪有虫，大小不匀为恶候；

脉浮而迟有潮热，此必胃寒来作寇；

泻痢浮大不可医，仔细酌量宜审究。

食指三关脉纹

紫色红伤寒，青惊白色疳；

黑时因中恶[①]，黄即[②]困脾端。

鼻冷定知是疔[③]疹，耳冷应知风热症；

通身皆热是伤寒，上热下冷伤食病。

施治门统十说[④]

大凡痈疽凶大等症，属阳者急宜外表解散为要，属阴者急宜内托发现为要。皆以十日内见变动，十五日内见真效，二十日内见奇功。按法调治，随治随验，是为顺症。若医之不应，理之如常，是为逆症，虽有岐黄，命必危矣。

内消治法

古云：发表即为内消。汗出则疮如故，即为表散，所谓内消之妙也。惟脉证俱实者，斯可用之。若脉证俱虚，便宜兼补，发渴便秘须急疏行，不可概施表散之剂也。痈疽皆因气血凝结，火毒太盛所致，宜以清热解毒、活气活

---

① 中恶：古时称感受秽毒或不正之气，突见厥逆、不省人事等症者为"中恶"。《圣济总录》卷一百七七："小儿无故卒然心腹刺痛，闷乱欲绝者，中恶也。"

② 即：原作"郎"，据《普济本事方》和文义改。

③ 疔：《普济本事方》为"疮"。

④ 统十说：原缺，据目录补。

血为主，更当详看部位属何经络，即用引经之药以治之，则肿痛自消，肌肉自平矣。

内托治法

疮势已成而不起，或硬而不赤，或疼而无脓，或破而不敛，总宜调和荣卫，大补气血，再以去毒行滞，所谓内托者此也。加以温暖御其风寒，候脓出肿消，气血充足，腐肉尽去，而新肉自然生矣。

虚实治法

凡痈疽无脓，宜用灸法，服托里之药为要。若发热身寒，拘紧无汗，表散最强。肿硬口干，二便多秘，下行毒热是准。如有脓不出，瘀肉多塞，定用刀割。或软而无脓，不腐不溃，宜服温补生阳之药。或溃后而新肉如冻色，又宜倍加温热之药以助之。更有溃后，肌瘦、面色白黄、眼目不眠，怠多食少，大便多溏，皆要清补为准，投方应症，而功效不难奏凯矣。

用砭治法

凡医红线疔等症，磁针如神，砭即磁针也。赤游丹毒即红线疔也，如遇此症，不论人之老少，疮之大小，即以砭针将红线刺破，放出毒血，而红线不令其开走为妙。然不宜伤肉，止①于轻轻对患处刺皮而已，毒血放出，而肿消红散，乃功自收矣。

---

① 止：仅，只。

用灸治法

凡疮症初起，不痛不痒，不见活动，是为阴症。在七日内，急宜用灸法治之，灸法不一，惟黄蜡灸法甚妙。灸者之用，由不痛灸至痛，由痛灸至不痛是为度。见症属阴，取白面合水和①好，面之多少，视症之大小为准。将面搓成一条，做一面圈，高矮寸余，视疮形地势，以面圈套疮口，周围贴住，如井口势，周围再以湿布数层盖肉皮，恐火伤肌肤。用黄蜡铺三四分厚，次以漏杓盛炭火，悬蜡上以烘之，令蜡化至滚，仍行添蜡，随添随烘。以井口满为止，烘之肉皮，不痛是毒浅；烘之肉皮，痛者是毒深。如法烘之，时至去火杓，用冷水少许于蜡上，俟②冷凝起蜡，蜡底之色青黑，此毒出之征也。如漫肿无头者，宜以湿纸试之于先，干处灸之，初起者一二次即消，已成者二三次即溃。久溃不敛、四围硬者，即于疮口上灸之，蜡从孔入，愈深愈妙，其腐肉瘀脓尽化，收敛甚速。

解毒散

麦门冬_{去心}　粳米_{各三钱}

水二钟③，煎至一钟徐徐热服。

此方专治误灸过灸，或纯阳之疮，不应灸而灸之者，以致火毒入里，令患者头项浮肿，神昏痰壅，必然吁吁作

---

① 和：原作"活"，据文义改；粉状或粒状物搀和在一起，或加水搅。

② 俟：等待。

③ 钟：通"盅"。唐·高适《营州歌》诗："虏酒千钟不醉人，胡儿十岁能骑马。"

喘，宜服此药，以清火毒甚效。

灸法详说

凡阴症故不可不灸。然人之一身，亦有忌灸之处，惟头上之症。头本属阳不当灸，又皮薄不可灸。灸之火气助阳，恐头面发肿，或神昏痰生，最易作喘，用灸法者，宜细心察之。

神灯照法

凡疮初发，方七日前后，宜用神灯照法，能使未成者自消，已成者自溃，不起发者自起发，不腐者即腐，实有奇验。将神灯用火点着，离疮四五分，自外而内，周围徐徐照之，火头向上，药气入内，毒气随火解散，自不致内侵脏腑。初用二三根，渐至四五根，候疮渐消时，仍稍照之，照完以后，即用敷药，围敷疮根，比疮晕大二三分为准，疮口用膏药蜜药并丹散，酌量疮口大小，药之多少，如何调理贴之，如疮口多干，或有瘀脓，用猪蹄汤，洗而润之。若疮已溃大，脓已泻时，万不必用此法也。

神灯药方

朱砂　雄黄　血竭　没药以上各二钱　麝香四分，台麝

上药共为细末，三层红绵纸裹药，搓捻长七八寸，用麻油浸透，置洁净处收好，听用。

熏洗治法

凡疮之不论初起已破未破，盖荡涤之功，亦所宜有，而壅滞之病，自然舒畅，其毒易于溃腐也。凡症在上部者，宜熏洗之；在四肢者，宜汤烫之；在腰腹脊背者，宜

用布帛蘸洗之；在下部者，宜淋漓浴之。稍温即易，轻者日洗一次，重者日洗二次，每日洗之，不可多，不可少，亦不可间断。冬令要猛火以逼寒气，夏时要明窗以避风凉。若不谨慎，恐轻则有妨收口，重则多变纯阴之症。夫烫方不一，初起与将溃者，用葱归汤渫之。如溃后概用猪蹄汤烫之，此方不但助血肉之气，而且逐脓腐之尽净也。此烫洗之法，乃外科之妙术也。

归葱渫肿方

独活　白芷　甘草　当归_{以上各三钱}　葱头_{七个}

上药以水三大碗，熬至汤醇，滤去渣，以绢帛蘸汤热洗，如温凉再炖热洗，觉疮内热痒为度。

猪蹄汤方

此汤专治诸疮。已破流脓者，洗之以助肉气。消肿散风，脱腐止痛，去恶肉，活死肌，润疮口。如腐尽者，即不必用矣。当以米泔水热洗，令疮洁净为止。不可过洗，过洗则伤水，恐皮肤破烂，难生肌敛口矣。

黄芩　甘草　当归　赤芍　白芷　蜂房　羌活_{各等分}
猪前蹄_{一个}

上药七味，共为粗末，看症之大小，定药之多少。先将蹄一只，用水六碗，煮蹄软为度。将汁滤清，吹净油花，即用药末一两，投于汁中，再用火煎滚，去渣候汤稍温，以盆盛汤，靠身于疮下放定，随用软绢蘸汤，淋漓洗疮，并入孔内，轻手擦尽内脓，庶败腐宿脓，随汤而出，以净为度。再用软帛叠叠数层，蘸汤勿令大干，覆于疮上，轻手按片时，帛温再换，如此四五次，可以流通气血，解毒止痛，去瘀也。洗毕擦净，随症即以应用之药盖贴可矣。

施治统说

且夫人之一身，头面、四肢、身体各有部位，而部位各有经络。惟眼另有眼科，喉亦有喉科，乃筋骨又有整骨科，各有专门。及之外科虽属易为，而理治得当，由于一心，概不可谬。头上属阳，不可以热药治，而灸法禁止；足下属阴，不可以凉药治，而寒冷尽除。及于四肢身体，遇有奇怪之症，宜内消消之，宜外托托之，宜提出提之，宜散去散之，宜收敛敛之，各有所当，不得稍失。或遇有疔毒，不论何处，必须急用银针刺破，或出白汗，或出红汗，万不可放过，令其生红线远走，而命难保矣。而后之学此科者，最宜详而记之。

卷二 亨部

用药门统八说①

十八味相反

诗曰：本草言明十八反，半蒌贝蔹及攻乌；

藻戟遂芜俱战草，诸参辛芍叛藜芦。

半夏　瓜蒌　贝母　白及　白蔹　乌首　海藻　大戟
甘遂　芫花　甘草　细辛　芍药各参等　藜芦

十九味相畏

诗曰：硫黄原是火之精，朴硝一见便相争；

水银莫与砒霜见，狼毒最怕密陀僧；

巴豆性烈最为上，偏与牵牛不顺情；

丁香莫与郁金见，牙硝难合京三棱；

川乌草乌不顺犀，人参最怕五灵脂；

官桂善能调冷气，若逢石脂便相欺；

大凡修合看顺逆，炮爁②炙煿莫相依。

六味宜陈

诗曰：枳壳陈皮半夏齐，麻黄狼毒及茱萸；

六般之药宜陈久，入药方知奏效奇。

---

① 统八说：原缺，据目录补

② 爁（làn）：烤炙。

孕妇忌服药味

诗曰：蚖斑水蛭及虻虫，乌首附子配天雄；

野葛水银并巴豆，牛膝薏苡与蜈蚣；

三棱芫花代赭麝，大戟蝉蜕黄雌雄；

牙硝芒硝牡丹桂，槐花牵牛皂角同；

半夏南星与通草，瞿麦干姜桃仁通；

硇砂干漆蟹介甲，地胆茅根都失中。

药性寒热温平四部宜识
寒药品类

诸药识性，此类最寒。犀角解乎心热，羚羊清乎肺肝。泽泻利水通淋，而补阴不足；海藻散瘿破气，而治疝何难。闻知菊花能明目，而清头风；射干疗咽闭，而消痈毒。薏苡理脚气，而除风湿；藕节消瘀血，而止吐血。瓜蒌子下气润肺喘兮，又且宽中；车前子止泻利小便兮，尤能明目。是以黄柏疮用，兜铃嗽医，地骨皮有退热除蒸之效，薄荷叶宜消风清肿之施。宽中下气，枳壳缓而枳实速也；疗肌解表，干葛先而柴胡次之。百部治肺热咳嗽可止，栀子凉心肾鼻衄最宜。玄参治结热毒痈，清利咽膈；升麻消风热肿毒，发散疮痍。尝闻腻粉抑肺而敛肛门，金箔镇心而安魂魄，茵陈主黄疸①而利水，瞿麦治热淋之有血。朴硝通大肠，破血而止痰癖；石膏坠头疼，解肌而消烦渴。前胡除内外之痰实，滑石利六腑之涩结。天门冬止

---

① 疸：原作"疸"，据《药性赋》改。

嗽，补血冷而润肝心。麦门冬清心，解烦渴而除肺热。又闻知虚烦除哕呕，须用竹茹；通秘结导瘀血，必资大黄。宣黄连治冷热之痢，又宽肠胃而止泻。淫羊藿疗风寒之痹，且补阴虚而助阳。茅根止血与吐血，石韦通淋于小肠。熟地黄补血且疗虚损，生地黄宣①血更医眼疮。赤芍药破血而疗腹疼，烦热亦解；白芍药补虚而生新血，退热尤良。若乃消肿满逐水于牵牛，除毒热杀虫于贯众。金铃子治疝气而补精血，萱草根治五淋而消乳肿。侧柏叶治血山崩漏之疾，香附子理血气妇人之用。地肤子利膀胱，可洗皮肤之风；山豆根解热毒，能止咽喉之痛。白鲜皮去风，治筋弱而疗②足顽痹；旋覆花明目，治头风而消痰嗽壅。又况荆芥穗清头目、便血、疏风、散疮之用，瓜蒌根疗黄疸、毒痈、消渴、解痰之忧。地榆疗崩漏止血止痢；昆布破疝气散瘿散瘤。疗伤寒解虚烦，淡竹叶之功倍；除结气破瘀血，牡丹皮之用同。知母止嗽而骨蒸退，牡蛎涩精而虚汗收。贝母清痰，止咳嗽而利心肺；桔梗下气，利胸膈而治咽喉。若夫黄芩治诸热，兼主五淋；槐花治肠风，亦医痔痢。常山理痰结，而治温疟；葶苈泻肺喘，而通水气。此六十六种之寒，又当考《图经》博其所治，观夫方书以参其所用焉，其庶几矣。

热药品类

药有温热，又当审详。欲温中以荜拨，用发散以生

---

① 宣：疏通，疏散。《类说·修真秘诀》："若解风寒，宣血脉，消邪气，引药势，不过于酒也。"

② 疗：原无，据《药性赋》补。

姜。五味子止嗽痰，且滋肾水，腽肭脐疗劳瘵，更壮元阳。原夫川芎祛风湿，补血清头；续断治崩漏，益筋强脚。麻黄表汗以疗咳逆，韭子助阳而医白浊。川乌破积，有消痰治风痹之功；天雄散寒，为去湿助精阳之药。观夫川椒达下，干姜暖中。胡芦巴治虚冷之疝气，生卷柏破癥瘕而通血。白术消痰壅温胃，兼止吐泻；菖蒲开心气散冷，更治耳聋。丁香快脾胃而止吐逆，良姜止心气痛之攻冲。肉苁蓉填精益肾，石硫黄暖胃驱虫。胡椒主去痰而除冷，秦椒主攻痛而治风。吴茱萸疗心腹之冷气，灵砂定心脏之怔忡。盖夫散肾冷助脾胃，须荜澄茄；疗心疼破积聚，用蓬莪术。缩砂止吐泻安胎，化酒食之剂；附子疗虚寒翻胃，壮元阳之方。白豆蔻治冷泻，疗痛止痛于乳香；红豆蔻止吐酸，消血杀虫于干漆。岂不知鹿茸生精血，腰脊崩漏之均补；虎骨壮骨筋，寒湿毒风之并却。檀香定霍乱而心气之痛愈，鹿角秘精髓而腰脊之疼除。消肿益血于米醋，下气散寒于紫苏。扁豆助脾，则酒有行药破血之用；麝香开窍，则葱为通中发汗之需。尝观五灵脂治崩漏，理血气之刺疼；麒麟竭止血出，疗金疮之伤折。麋茸壮阳以助肾，当归补虚而养血。乌贼骨止带下，且除崩漏目翳；鹿角胶住血崩，能补虚羸劳绝。白花蛇治瘫痪，除风痒之癫①疹；乌梢蛇疗不仁，去疮疡之风热。《图经》云：乌药有治冷气之理，禹余粮乃疗崩漏之因。巴豆利痰水，能破积热；独活疗诸风，不论新久。山茱萸治头晕遗

---

① 癫：疑误，《药性赋》作"癣"。

精之药，白石英医咳嗽吐脓之人。厚朴温胃而去呕胀，消痰亦验；肉桂行血而疗心痛，止汗如神。是则鲫鱼有温胃之功，代赭乃镇肝之剂。沉香下气补肾，定霍乱之心疼；橘皮开胃去痰，导壅滞之逆气。此六十种药性之热，又当博本草而取治焉。

温药品类

温药总括，医家素谙。木香理乎气滞，半夏主于风痰。苍术治目盲燥脾，去湿宜用；萝卜去膨胀下气，制面尤堪。况夫钟乳粉补肺气，兼疗肺虚；青盐治腹疼，且滋肾水。山药而腰湿能医，阿胶而痢嗽皆止。赤石脂治精浊而止泻，兼补中崩；阳起石暖子宫以壮阳，更疗阴痿。诚以紫菀治嗽，防风却风。苍耳子透脑涕止，威灵仙宣风气通。细辛去头风止嗽而疗齿痛，艾叶治崩漏安胎而医痢红。羌活明目驱风，除筋挛肿痛；白芷止崩治肿，疗痔漏疮痈。若乃红蓝花通经，治产后恶血之余；刘寄奴散血，疗汤火金疮之苦。减风湿之痛，则茵芋叶；疗折伤之症，则骨碎补。藿香叶辟恶气而定霍乱，草果仁温脾胃而止呕吐。巴戟天治阴疝白浊，补肾尤滋；玄胡索理气痛血凝，调经有助。尝闻款冬花润肺去痰嗽以定喘，肉豆蔻温中止霍乱而助脾。抚芎走经络之痛，何首乌治疮疥之资。姜黄能下气破恶血之积，防已宜消肿去风湿之施。藁本除风，主妇人阴痛之用；仙茅益肾，扶元气虚弱之喘。乃曰：破故纸温肾，补精髓与劳伤；宣木瓜入肝，疗脚气并水肿。杏仁润肺余止嗽之剂，茴香治疝气肾疼之用。诃子生精止渴，兼疗滑泄之疴；秦艽攻风逐水，又除肢节之痛。槟榔

豁痰而逐水，杀寸白虫；杜仲益肾而添精，去腰膝重。当
知紫石英疗惊悸崩中之疾；橘核仁治腰疼疝气之㿉。金樱
子兮涩遗精，紫苏子兮下气涎。淡豆豉发伤寒之表，大小
蓟除诸血之鲜。益智安神，治小便之频数；麻仁润肺，利
六腑之燥坚。抑又闻补虚弱排疮脓，莫若黄芪；强腰脚壮
筋骨，无如狗脊。菟丝子补肾以明目，马兰花治疝而有
益。此五十四种药性之温，更宜参《图经》而默识也。

平药品类

详论药性，平和惟准。以硇砂而去积，用龙齿以安
魂。青皮快膈除膨胀，且利脾胃；芡实益精治白浊，兼补
真元。原夫木贼草去目翳，崩漏亦医；花蕊石治金疮，血
行则却。决明和肝气，治眼之剂；天麻主脾湿，却风之
药。甘草和诸药而解百毒，盖以性平；石斛平胃气而补肾
虚，更医脚弱。观夫商陆治肿，覆盆益精。琥珀安神而肺
益，朱砂镇心而有灵。牛膝而强足补精，兼疗腰痛；龙骨
止汗住湿，更治血崩。甘松理风气而痛止，蒺藜疗风疮而
目明。人参润肺宁心，开脾助胃；蒲黄止崩治衄，消瘀调
经。岂不以南星醒脾去惊风吐痰之忧；三棱破积除血块气
滞之症。没石主泄泻而神效，皂角治风痰而响应。桑螵蛸
疗遗精之泄，鸭头血医水肿之盛。蛤蚧治劳嗽，牛蒡子疏
风壅之痰，全蝎主风瘫，酸枣仁去怔忡之病。尝闻桑寄生
益血安胎且止腰痛，大腹子去膨下气亦令胃和。小草、远
志俱有宁心之妙，木通、猪苓尤为利水之多。莲肉有清心
醒脾之用，没药在治疮散血之科。郁李仁润肠宣水，去浮
肿之疾；茯神宁心益智，除惊悸之疴。白茯苓补虚劳，多

在心脾之有准；赤茯苓破结血，独利水以无毒。因知麦
蘖①有助脾化食之功，小麦有止汗养心之力。白附子去面
风之游走，大腹皮治水肿之泛溢。椿根白皮主泻血，桑根
白皮主喘息。桃仁破瘀血兼治腰痛，神曲健脾胃而进饮
食。五加皮坚筋骨以立行，柏子仁养心神而有益。抑又闻
安息香辟恶，且止心腹之痛；冬瓜仁醒脾，实为饮食之
资。僵蚕治诸风之喉闭，百合敛肺劳之嗽萎。赤小豆解热
毒疮肿宜用，枇杷叶下逆气哕呕可医。连翘排疮脓与肿
毒，石楠叶利筋骨与毛皮。谷蘖养脾，阿魏破积而除邪
气；紫河车补血，大枣开脾以和药性。然而鳖甲治劳疟，
兼破癥瘕；龟甲坚筋骨，更疗崩疾。乌梅主便血疟痢之
用，竹沥治中风声音之失。此六十八种平和之药，更宜参
本草而求其详细也。

汤药门统二十八说②

补气宜用方
四君子汤养气

人参　茯苓　白术各二钱，土炒　甘草一钱　姜三片　枣二枚
上六味，水煎服。

补血宜用方
四物汤养血

当归三钱，酒炒　川芎一钱五分　白芍二钱，炒　地黄三钱

---

① 蘖（niè）：新芽。
② 统二十八说：原缺，据目录补

上四味，水煎服。

补气血宜用方

八珍汤<small>养气血</small>

人参　茯苓　白术<small>各二钱，土炒</small>　甘草<small>一钱</small>　当归<small>三钱，酒炒</small>

川芎<small>一钱五分</small>　白芍<small>二钱，炒</small>　地黄<small>三钱</small>　姜<small>三片</small>　枣<small>二枚</small>

上十味，水三钟①，煎至一钟，温服。

大补宜用方

十全大补汤<small>大补气血</small>

黄芪　肉桂　四君子汤　四物汤轻重加减酌量

上药用水三钟，煎至一钟，温服。

益气汤<small>补虚</small>

人参　白术　甘草　当归　麦冬<small>各一钱</small>　陈皮　五味子

<small>各五分</small>　升麻　柴胡<small>各三钱</small>　生黄芪<small>二钱</small>　姜<small>三片</small>　枣<small>二枚</small>

上药水三钟，煎至一钟，温服。

黄连汤<small>实降</small>

大黄<small>二钱</small>　甘草<small>五分</small>　山栀　桔梗　白芍　连翘　黄芩

木香　黄连　当归　薄荷　槟榔　白蜜<small>以上各一钱</small>

上药水三钟，煎至一钟，食前温服。

内托散<small>外攻</small>

人参　白术　茯苓　生芪　当归　白芍　川芎　银花

<small>以上各一钱</small>　皂刺　白芷　桔梗　甘草<small>以上各五分</small>

上药水三钟，煎至一钟，空心温服。

---

① 钟：中国古代计量单位，春秋时齐国以十釜为"钟"（标准不一）。

内消散内消

知母　贝母　山甲　皂刺　银花　花粉　白及　半夏　乳香以上各一钱

上药，酒水二钟煎至一钟，温服。药渣捣烂，加秋芙蓉叶一两研末，合白蜜拌匀，用油纸摊好敷疮上，一夜大可消退。

清心散清解

人参　雄黄　辰砂　茯苓　白豆蔻　乳香　甘草　元明粉以上各二钱　绿豆粉二两　冰片一钱

上药共为细末，每服一钱五分，用白蜜调匀下，不拘时候。

护心散解毒

乳香三钱　朱砂二钱　甘草一钱　绿豆粉一两

上药共为细末，每服二钱，早晚开水送下而毒自散。

温胃饮解寒

人参　白术　附子　干姜　沉香　甘草以上各一钱　吴茱萸七分,炒洗　丁香五分　柿蒂十四个　姜三片　枣二枚

上药用水三钟，煎至一钟，温服。

竹茹汤解热

人参　黄连　生姜以上各一钱　竹茹三钱　橘红二钱　柿蒂七个

上药用水二钟，煎至八分，温服而热自散。

仙授方通用

皂刺　乳香　没药以上各五分　防风七分　花粉　贝母　白芷　甘草以上各一钱　银花　赤芍以上各二钱　陈皮一钱五分　山甲三

　　上药用黄酒一钟、水三钟，煎至一碗，温服。

　　此方乃仙传，真能活人。疮初起者，可以定痛消肿；已成者，可以生脓熟破，并能去腐生肌。实活命之神方也。

　　护生方保命

　　皂刺　归尾　银花　天花粉　甘草以上各一钱　乳香五分羌活八分　大黄二钱，酒炒　白芷　山甲　决明石　红花　防风　连翘　沉香以上各六分

　　上药用黄酒一钟、水三钟，煎至一钟，温服。

　　此方真能保命，不拘何等痈疽，照方皆可服之，平安奏凯矣。

　　回阳方助生

　　人参　附子　茯苓　当归　川芎　黄芪　山萸肉　枸杞　陈皮以上各一钱　紫草　苍术炒　独活　厚朴炒　红花木香　甘草以上各五分　煨姜三片　皂角二钱

　　上药用黄酒一钟、水三钟，煎至一钟，温服。

　　此方真能还阳，不论何等虚弱险症，照方服之，皆有起死回生之妙。

　　溃后宜用方治血不足

　　三黄汤去阳火

　　黄连　黄芩　黄柏以上各一钱　合四物汤

　　托里汤定痛

　　肉桂　乳香　没药　粟壳以上各一钱　合四物汤

地骨皮汤_{去诸热}

地骨皮　丹皮_{以上各一钱}　合四物汤

知柏汤_{去阴火}

知母　黄柏_{以上各一钱}　合四物汤

柴胡汤_{去寒热}

柴胡　人参　黄芩　半夏　甘草_{以上各一钱}　合四物汤

圣愈汤_{去热烦}

柴胡　人参　黄芪_{以上各一钱}　合四物汤

上药诸方，用水三钟，煎至一钟，温服。

以上诸方：三黄汤，六腑阳热心烦宜服。托里汤，血虚疼痛宜服。地骨皮汤，发热不止宜服。知柏汤，脏火蒸骨宜服。柴胡汤，血虚寒热宜服。圣愈汤，内热气短宜服。此方皆因溃后之血不足，概以四物汤为主。至于药味之佐使多寡，随症之轻重加减可也。

溃后宜用方_{治气不足}

独参汤_{治大虚}

人参_{二两}

上一味用枣十枚，或用莲肉、元眼肉亦可。用水二钟煎稠，再用醇酒热化，分三次徐徐服之。此方治脓水多出，大伤元气，恐有他变，惟此汤徐徐代饮，真乃无穷妙处。

异功散_{去气滞}

人参_{二钱}　白术_{二钱，土炒}　茯苓_{一钱}　甘草_{五分，炙}　陈皮

五分　姜_{三片}　枣_{二枚}

上药水二钟，煎至一钟，温服。

理中汤去寒滞

人参二钱　白术二钱，土炒　干姜一钱　甘草五分，炙

上药水二钟，煎至一钟，温服。

六君子汤去痰

人参二钱　白术三钱，土炒　茯苓一钱　甘草一钱，炙　陈皮一钱　半夏一钱五分，制　姜三片　枣二枚

上药水二钟，煎至一钟，温服。

香砂汤去呕吐

霍香一钱　砂仁五分　人参一钱　白术二钱　茯苓一钱　甘草五分，炙　陈皮一钱　半夏一钱五分，制　姜三片

上药水二钟，煎至一钟，温服。

以上诸方：独参汤，元气大败者服之。异功散，脾虚气滞者服之。理中汤，脾虚寒滞者服之。六君子汤，气虚有痰者服之。香砂汤，胃虚痰饮呕吐者服之。无痰饮，止气虚呕逆者，加丁香、沉香服；若有寒，加肉桂、附子服；若泻者，加诃子、肉豆蔻服；若肠滑不固，加粟壳服；食少咳嗽者，加桔梗、麦冬、五味子服；若干渴者，加干葛服；若伤食脾胃虚弱，加山楂、神曲、麦芽服。此皆溃后气不足者，以四君子汤为主，及至症之小大、变动顺逆，将药味随便加减可也。

汤药总论

大凡汤药之治，皆由外治不得力而加内治以攻之，于是汤药服焉，不知汤药不可轻动。夫疮起于何处，由于何

经，属阳属阴，由内感由外感，观其形，察其脉，细心斟酌，当用何药，宜立何方，必须筹画精详，妥而至当，再举笔落墨，而用药者必有准，服药者必见效。再由外按法治之，内外调养各得其当，安能稍有错误，百发百中有固然者。

用刀门 统十一说①

逐月人神所在 宜忌

初一日 在足大指　初二日 在足外踝　初三日 在股内　初四日 在腰　初五日 在口　初六日 在手　初七日 在足内踝　初八日 在手腕　初九日 在尻　初十日 在背腰　十一日 在鼻柱　十二日 在发际　十三日 在牙　十四日 在胃　十五日 在遍身　十六日 在胸　十七日 在气　十八日 在股内　十九日 在足　二十日 在内踝寻　二十一日在手小指　二十二 在外踝　二十三日 在肝足　二十四日 在手阳明　二十五日 在足阳明　二十六日 在胸　二十七日 在膝　二十八日 在阴，男女同　二十九日在胫　三十日 在足十指歧骨

十天干所忌刀针

逐干人神所在 逢之不可妄治

甲 头禁　乙 喉禁　丙 肩禁　丁 心禁　戊 腹禁　己 脾禁　庚 腰禁　辛 膝禁　壬 肾禁　癸 足禁

---

① 统十一说：原缺，据目录补。

十二地支所忌刀针

逐支人神所在逢之不可乱治

子日_{在目} 丑日_{在耳} 寅日_{在胸,又云面口} 卯日_{在鼻及脾} 日_{在腰} 巳日_{在手,又云头口} 午日_{在心腹} 未日_{在足} 申日_{在头并肩腰} 酉日_{在背及胫} 戌日_{在喉咽头} 亥日_{在项并臂胫膝}

十二时所忌刀针

逐时人神所在逢之不可轻医

子时_{在踝} 丑时_{在头} 寅时_{在耳,一云在目} 卯时_{在面耳} 辰时_{在口项} 巳时_{在乳,一云在肩} 午时_{在胸腰} 未时_{在腹} 申时_{在心} 酉时_{在膝背脾} 戌时_{在腰} 亥时_{在股}

四季所忌刀针

逐季人神所在_{逢之多要谨慎}

春在左胁者肝主长升也,秋在右胁者肺主降也,夏在脐者脾主化也,冬在腰者肾主藏也,心人神常在之所也。

刀针后发与忌食等物

海味 猪头 鸡蛋 鸡肉 无鳞鱼 烧酒 羊肉 牛肉 辣角

鸦片烟 螃蟹 辣蒜

劳苦 磕撞 惊伤 色欲 忧惧 恐怒 风寒 气恼

刀针样式用法各论

凡刀,有斜、有尖、有圆,有铁管、有铜鼓,有短、有长,有内湾、外湾,有钩、有双钩,有宽、有窄,有镰、有锄、有箭头、有铁圈,有尖铁烙、有方铁烙,有药勺、有压舌、有铁弓、有刮条、有铁捻，各有所宜，不得错用。

　　凡针，有银、有铁、有长短、有三棱、有四棱，自有所宜，不可乱动。

　　刀针图式解释

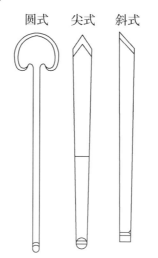

圆式　　尖式　　斜式

　　斜式：此短刀常用，可轻可重，随便皆宜。
　　尖式：此短刀双锋，肉深皮厚疮大，要大口者宜。
　　圆式：此刀圆刃甚锋，疮大溃肉太多，去腐用宜。

外弯式　　内弯式　　　长式

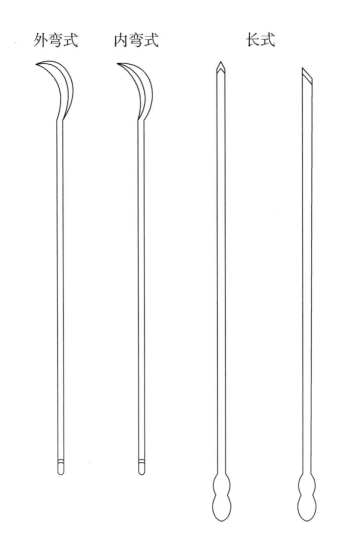

长式：此斜刀开咽喉，必须长把锋刃者，方可利用。

此尖刀点咽喉，必须长把尖锋者，方可速利。

内弯式：此刀内弯刃，为取皮里暗处溃肉，可以弯割去之最宜。

外弯式：此刀外刃必滑锋，为去皮里深处腐肉，可以易割取之，甚妙。

双钩式　　单钩式　　鼓式　　管式

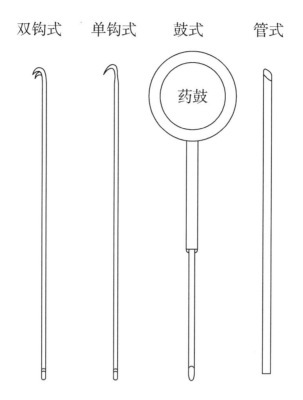

药鼓

　　管式：此管治深处窄缝不能撒药，可以用管吹入，最妙。

　　鼓式：此鼓治咽喉吹药之具，用之甚为得力。

　　单钩式：此钩取里边腐肉，钩而剪之，是必宜用。

　　双钩式：此钩取大块腐肉，必须双钩得力，不然恐连伤好肉。

压式　　圈式　　方烙式　　尖烙式

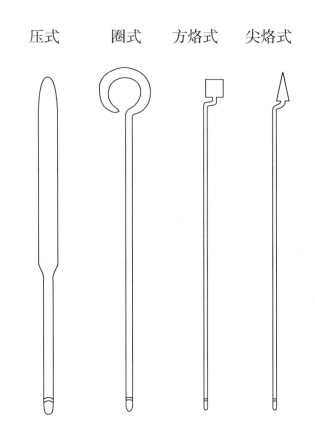

尖烙式：此烙治疗极妙，用火烧红，将疔疮毒尖用烙尖以烙，而毒即聚而硬。

方烙式：此烙治大疔极妙，用火烧红，将疔匀烙，其毒自枯，候皮干落，自然复好。

圈式：此圈治疗，用圈套住，将四围好血避定，不能连烙，再用火烙方妙。

压式：此压可以上药，有药上不到处，即以压挑药上之，甚是便利。

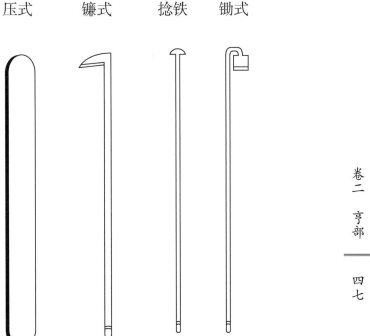

压式　　　镰式　　　捻铁　　　锄式

　　锄式：此刀遇疮有镊不能去之腐，而以锄轻轻去之可也。

　　铁捻：此捻遇疮口有脓肉塞之者，而以铁捻投而通之，引脓自出。

　　镰式：此镰遇疮有黏脓不断，以镊捏住，用镰割之，若不爽去，以剪去之。

　　压式：此板压舌看咽喉用之，或吹药，或开刀，或点药，皆不可不用。

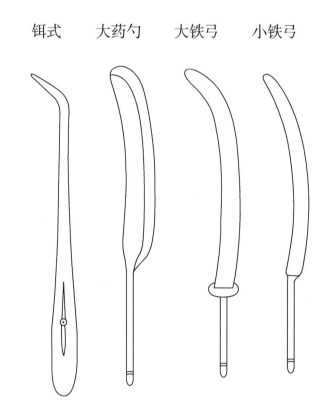

镊式　　大药勺　　大铁弓　　小铁弓

小铁弓：此小弓用手执入口内，腾起左右颊看牙齿，上药可以借此得便。

大铁弓：此大弓用手执入口内，腾起后边左右颊，看之真切，并咽喉亦可易见，概宜用此得力。

大药勺：此勺取药撒之，治口内舌上之症最为方便。

镊式：此镊捏溃疮之腐肉，取之去之，不可伤好肉，伤则血流。

長棱针　　牙针　　　钢针　　　银针

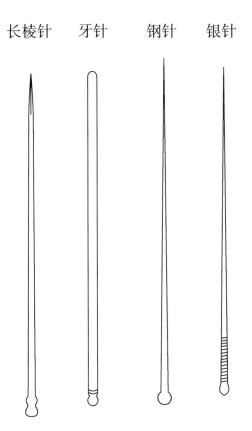

　　银针：此银针遇毒疗等症，急宜用此针刺破，或脓或血放出即愈。

　　钢针：此钢针遇痈疽等症，不宜开大口者，皆以钢针穿眼，入药捻最妙。

　　牙针：此牙针取其柔细，可以入目无伤，以此上药敏妙之至。

　　长棱针：此棱针医喉中之症，宜放毒血者，轻轻以此针点破为妙。

小勺　　刮刀　　斜齿　　剪式

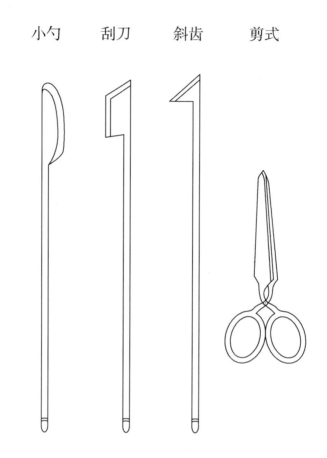

剪式：此剪纯钢甚锋，可以去除溃腐乱肉用之。

斜齿：此刀可以上玉药，取多取少，斟酌抹在膏中，对疮口贴之。

刮刀：此刀可以刮舌胎、刮癣疮、刮余脓，用之皆便。

小勺：此勺可以上药，或暗处隐匿处，凡药不能到者，皆能以小勺入送上之。

小件锋锐刀针各图式

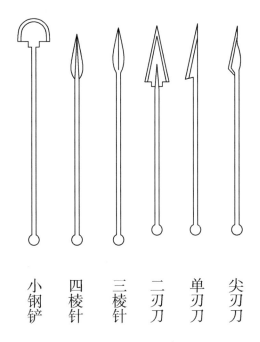

小钢铲　四棱针　三棱针　二刃刀　单刃刀　尖刃刀

以上诸样刀针，皆小而锋，用之取其灵便巧妙，最为合宜。

用刀针总论

大凡欲用刀针，必预念人神所在之处，季忌月忌日忌时忌，皆不违碍。然后择其症之生于何方，可刀可针，量其皮肉厚薄，筋骨远近，口宜大小，针宜深浅，并斟疮生日多少，形势之宜破不宜，再选合式①之刀针，执在手中，

---

① 合式：同"合适"。

量其人之虚实，妨其症之凶险，避其观视，对症看准，必须如何，比住刀针，遽然试之，必然中法，毫无差错，而有症者尚未得知何如，而医症者早得功效已，又何至令有症者怕刀惧针，恐其先、虑其后之疼痛也哉。

刀针用法各论

凡取脓必须以刀针为主，疾徐轻重出于心。皮薄刀宜浅，深则伤肉；皮厚刀宜深，浅则莫透，毒气难出。高肿而不硬，深宜四五分；肿高且硬，深宜六七分；平肿肉色不变，刀深宜寸。若背、腹、胁、肋等处，皆宜用扁针平刺，或斜入或旁投。不可直下，直下刀针恐伤脂皮，气透而出则命难保矣。欲大开口，刀针直入斜出最妙；若开小口，刀针即直入直出。此法极妙如神，学者不可不遵。乃刀针不可太早，当在十日后施之，半月后施之。若候至二十日后，仍不宜用刀针者，其症属凶险矣。又有不当用刀针者，或瘰或瘤，或筋或骨，漫云冬令不行，即平时亦免用刀针矣。慎之！慎之！

辨脓门<small>统十说①</small>

辨脓法总论

大凡医家临症，先观其已成未成。未成者，宜消宜托。已成者，视软视硬，软者或刺或开，硬者药敷药圈。有脓则热，无脓温，脓熟则软未成硬。按之随指起者脓

---

① 统十说：原缺，据目录补。

必有，随指塌者脓必无，而气血定然穷矣。如实按之，速起者黄水稀，缓起者污脓臭。轻按即痛脓定少，重按方疼脓必多。皮薄起纹者知脓浅，顶平不鼓者是脓浓。世之生疮者，每逢刺破，先出淡红水，次出血脓，无论黄白稀稠者，次第出之，理固然也。或肥人脓必多，瘦人脓必少。如若反此，惟恐有变。实症脓稠黄，虚症脓稀白。如流粉浆臭水，定难议生。即汗后脓秽，犹可愈；倘脓出身热，虽能治亦无功矣。

善症论

凡疮之善症有五，心肝脾肺肾。属心者，神清气爽，言响语亮，不躁不渴，寤寐皆安。属肝者，身轻体便，不惊不怒，意顺气和，指甲红润，二便如常。属脾者，唇滋舌润，多食知味，出脓不秽，俱见黄稠，大便亦匀。属肺者，声清言响，不喘不嗽，无痰无沫，皮光肤润，神气皆安。属肾者，不午热，不齿干，小便多顺利，昼夜可安眠。此五者皆善之实验也。

恶症论

凡疮之恶症有七。精神昏愦，言语不清，口舌干燥，疮色紫黑，一恶也。身筋无力，目睛多斜，疮头流水，肝气常惊忙，二恶也。人形消瘦，疮形陷坚，脓水清臭，脾伤饮食难，三恶也。皮肤枯槁，声韵不圆，口喘鼻煽，伤肺病难痊，四恶也。偶时引饮，咽喉起烟，音颜黑惨，囊缩无欲然，五恶也。身体浮肿，肠内蝉鸣，大肠滑泄，脏腑自然亡，六恶也。疮势倒陷，剥鳝相同，常出污水，四体俱寒凉，七恶也。医之者，多留心记之。

顺症论

凡疮初起，从小渐渐而大，乍寒乍热，渐渐疼痛，火赤气盛，顶头尖高，肿大而起，血气并盛，疮根收束而红，顺之兆也。十四日而脓必熟，阳性之速，症之验也；若必待二十一日而脓始见，是阴性之迟，症之由也。疮已溃而脓生正色，不多不少，则腐肉易脱，而新肉易生，饮食多强壮，乃疮形势虽异常，而疮家终无害也，乃必然矣。

逆症论

凡疮初起，形如黍米，不知疼不知痒，亦不知热，漫肿不起，顶见平塌，白头不溃，坚硬不活，口干心烦，肉肿疮不肿，验其色与猪肝相同，是毒邪太深之故。更觉遗尿、直视、神短、皮肤焦槁，唇齿干白，腹胀肠滑，种种不吉。倘有溃候，内坚皮烂，脓水清稀，好肉不生，秽气难堪，头低项软，容颜憔悴，指甲青者为阳，两颧红者为阴，以至眼眶塌黑，无论症之肿否溃否，不分男女，若逢此等情形者，概为无治之症也，宜早推之。

作痒论

凡疮之作痒不一，宜各有分，有风痒，有热痒，有毒痒，有敛痒，气血充足，助生肤肉者，亦多痒。因风者，平常感冒，由衣服失敛，多受风毒，凝聚不散，欲起疮样而痒必作。因热者，或内热外生小疙疸，或血热欲生毒物。因毒者，气血凝滞不消，欲起恶症。因敛者，症渐痊而欲收。因气血足者，能助育新肉皮肤，畅生易长，充而养之之故，是美疾也，万不可以疥癣坏症等一律视之。

发肿论

盖人之气血贵乎周流，稍有不通，必凝结而作肿矣。然肿有不同，虚肿、实肿、寒肿、火肿、风肿、痰肿、郁肿、气肿、跌扑肿、产后肿。如虚，漫肿；如实，高肿；如火，色红皮光；如寒，木硬色紫；如风，皮肤拘皱，稍热微疼，多浮不红；如痰，有软有硬，不红不热；如郁，坚硬若石，似角似岩，不红不热；如气，皮紧肉软，喜消怒长，不见红热，皮色如常；如跌扑，大热胖胀不红；如产后瘀血，久滞忽发，石硬木凸，不热微红。种种不一，倘肿脓已成，色必紫红，诸肿情形各异，而医之者不可不细心加察也。

痛疼论

凡疮痛亦有不同，有起破痛，有虚实痛，有饥饱痛，有寒热痛，有风气痛。症之初起者，痒痛兼之；破痛者，患在疮口。虚痛属腹饿则浅；实痛属筋骨则深。饥痛喜人揉按，暂时可安；饱痛畏人挨按，疼不可解。寒痛住而不移，遇暖则悦；热通皮色红赤，逢冷则欢。风痛行止甚速，疼真觉难忍；气痛流走无定，更觉不安。诸班痛疼，形状各别，又当详细，明以辨之。

晕形论

凡疮症有大小，有起有破。大症生晕小不有，破后生晕起时无。况晕亦有分，与痕甚殊。痕属疮之肿线，在疮周围，而不见痕；晕在疮口旁，生若红筋而有限，二三生者可痊，五六起者即属凶也。此晕皆因脏腑蕴毒太深，以至外发而现也，宜慎思之。

医治总论

凡疮疡初生，必痒麻肿痛，随起粟珠在先，毒甚之故。七日前未成形，不论何症，当灸治之，毒能随火而散。甚重者，或拔或引，敷圈宣通郁毒，是为善策。继用汤烫洗以后，用神膏贴疮头上，谨防风袭。内里宜服解毒药、卫生汤、黄连汤、蟾酥丸等类药味。外面用敷药圈药，将疮四围束住，稍轻者用神灯照方亦妙。若形已成，因症施治。平塌者，急宜补之，令毒外出；高肿者，不宜过攻，气伤难敛。内热须服消毒之药，二便涩滞者即用通利之方，使脏腑宣通为妙。及十日后，疮犹坚硬，必当以铍针将疮头刺破。或至半月后脓少者，急用药筒拔之，脓血胶黏是顺，血水稀紫是逆。到二十一日后，仍流稀水者，亦属难医之症。倘溃后腐肉不脱，疮口堵，须以刀剪开寸余，而脓管自然畅快。拔脓剪腐完毕，使一盆盛猪蹄汤，以软帛烫洗，令坏腐宿脓随汤皆出，以尽净为度。再以乘热将帛叠数层，覆疮上热蒸数次，乃疮势自然疏通。每日如是洗法，谨避风寒为要。腐处撒灵药，并白玉药润而养之，使腐肉脱去，新肉生出，随用红玉药摊膏上，以润疮口。或生肌散、珍珠散撒在疮口内，以膏盖之，不数日即可收功矣。然而保养，尤不可不慎，出脓后万不宜用寒凉药味，患者冬宜温暖，夏防风暑。肌肉平复时，尤宜加小心谨慎调理，若调理疏忽，失于保养，及致虚脱暴变，命必丧亡矣，万勿忽诸。

调养门统十一说①

择医论

凡临症者，先当沉心定气，安详细虑。择请何如人，予详言之。不可请俗医，俗医好贪，贪则多私，不能专心治；不可请名医，名医好骄奢，奢则多侈，不能朴实治。亦不可听信旁人言，人言恐其不实；又不可多请人，人多恐其太乱。谨择一公正人，素昔端方，作事不苟，而存心多善念者，量其人见症，必无私心，专心视之，必无骄心，实心治之。不能延医而多迟时日，不能乱治而误费工药。必然见得真、看得准、想得到，方肯言症之轻重，患之吉凶，当如何措手，如何施治，种种细细说完，商议妥当，患主允诺，信听无疑，方敢按法施治，不怠不荒②，用药动手，调理一切。皆不能稍有虚伪，令患者有关性命，以致己之大德有缺，亏伤阴功者，知其必不为也。如是医家，方可请可信，可依可敬，不但有症者可以收功，而医症者且能立德矣。岂不大合天理、极顺人心也哉？患

---

① 统十一说：原缺，据目录补。
② 荒：通"慌"。《人物志·八观》："忧患之色，乞而且荒。"

症者当细玩之。

服药论

大凡疮症有大小轻重之别，轻小者易痊，而重大者难愈，非服药不能见效。然服药亦有说，盖立方必须明家，主方必须近人，买药必须妥人，煎药更须亲信人。经理药味，尤宜择细心至当之辈操办其事。倘立方有误，主方不当，买药有差，煎药有失，皆不可当。务必预托至当者，精心药味，查对方药，毫无差错，再授煎药者煮之。亦必当旁观留神，不可远离，置于度外而不顾，恐有贻误，变成毒药，所关非轻，悔无及矣。服药者概宜知之。

治法论

凡世之患疮症者，皆有速愈之念。然症有可速不可速、当急不当急之分。盖可速愈故意不速，则养患多凶；不可速而欲速，则患发于异日。当急而遽去之，可以除患于未萌；不当急而徐疗之，可以去根于将来。乃生症者，不可不自知其轻重，而妄想安逸；而治症者，亦不宜不斟酌其祸福，而早计速谢。按法理之，各得其当，安能稍有错谬而不吉祥也哉？

养法论

盖世之患症者，多有医之而不见效，其过归于医家，谓伊不能治。然非不能也，不善养也。养法之说，亦多紧要。惟口腹好吃美味，而美味与疮有碍，吃之即不能见效。人情多生私欲，而私欲临疮好犯，犯之亦不能见效。居处皆宜至当，而不当与疮多害，更不能见效。乃不效之由，不能专责医家，固医家亦有平常者。而有症者，寻常行止必当多多留神，不可随己所欲，而妄为施行，不但难以痊愈，而且恐畜患成巨，久无收功之期。其故一在医家，未能诸般嘱咐，亦多由各自不精心按法修养也。谚所云：三成治七成养，此之谓也。患之者宜知之。

谨慎论

大凡人之患症者，多好自便，依性而行。不观症之吉凶大小，不量治之合法不合，放肆自用，而不知自虑已①后之危险，甚为可怕。盖谨慎二字，最为要紧。夫谨者，严加防范之谓也；慎者，留神小心之谓也。择其人可请否，听其言可从否，视其法可用否，且斟其先后一切施治章程可依否。再说己之不可妄为，不可乱治，不可犯碍，尤不可自行随便主意，方合谨之慎之之道。而疮之愈与不愈，虽关人事之所为，亦实由天命之所定也。患症者可不自审哉。

用动论

凡世之患症者，盖疮发不外乎身体，而体之所发，一生之性命关焉。夫心不得不用，而体不可妄动。乃用心于择人，而疮得治；用心于服药，而疮易愈；用心于朝夕保养，而疮万不能有变。再加之不动声叫嚷，不动色气恼，不动力执持重物，与坐车马惊伤等事，在在②皆能与疮有

---

① 已：通"以"。《梦溪笔谈·活板》："五代冯瀛王时印五经，已后典籍皆为板本。"

② 在在：处处、到处。

暴变反复之忧。用与动，各得其宜，谨以治之，安以养之，不但可愈，且能易愈。而尤于复元后，能大足壮，必异乎寻常也，可不信哉。

饮食论

大凡疮之所起，有外感内感之分。外感由于风湿邪毒而起，内感由于饮食错过而生，惟饮食亦当留神。夫水，人人皆饮，概不能去；饭，日日皆食，一不可缺。然有同于水者，若茶酒；亦有入于水者，若姜糖并酸辣苦甜，以及药之麻木凉香等味，俱借水而可饮。倘有错饮过饮之处，漫云有患，即寻常亦多无益。况食更多嗜餐者，若禽兽亦有取而餐者，若干鲜凉热，以及海之鱼鳖虾蟹，一概可同饭而食。倘犯当忌当避之物，不但难痊，即活命亦不保矣。乃饮食之辨，更当详细而运用之，岂可不加意精察也哉。

起居论

凡人之生患，症分巨细，细者无足深论，而巨者多当经心。即起坐居处二事，虽系平常，乃无不宜安稳自如。假若腰痛、搭背等症，俱属性命相关，及临成形紧要时，意欲迁移，近则须人背搭，远则合人稳抬，言及车马轿，皆不可强起乘骑，惟恐惊伤，悔之莫及，焉得乱动乱摇，起轰无定，实为虐甚。乃居处必宜清闲自在，况大症成形之候，气血多亏，精神短少，更宜安生静养为妙。隐居于避静之所，万不当临喧哗甚繁之寓，相居有妨。乃起与居，本无足论，而临大症者，必当静而听之，默以识之，俱系至言，万不可视为末务而不顾也。

喜怒论

凡人有症多拘缩，而心中不畅，宜处顺境，不可逢遇逆情。顺则必喜，喜即畅快，与患症大有裨益；逆则必怒，怒即愤恼，与患症多有伤害。故喜与怒不可失当，不止患症者有然，即平常无患者，亦皆好喜境而恶怒场。喜焉本能舒展，以去其迂滞之气，而患易于安痊；怒焉必致气闹，以伤其脏腑之肝，而疮易犯破烈。盖伊亲近之人，当体其情以迎之，顺其心以应之，不可稍拂其性，违背其人之所欲，以助其患之多忧也，予实望之。

哀乐论

今夫人生在世，无忧无虑，真乃佳境也。忽有疮起，行动坐卧，皆觉难安，甚为不乐，即一酌一饭，亦多不便，尤属可哀。哀也者，因茶饭有不当吃者，自用不得随心；执持有不堪动者，自取又不能随便，乐从可来？予详言之。行不能步履，一不乐也；动不能迁移，二不乐也；生不能自如，三不乐也；卧不能安然，四不乐也。凡症之初起犹可，见愈亦可，惟临已成未效，正当医家施治，疮症要养之候，哀不可生，生恐伤心；乐不可发，发恐伤肺。专念于治之若何，养之若何，当无思无为，淡然处之，按法医之，精心养之，是为善策，有患者当自慎之。

调养总论

大凡人生于世，寻日安然无事之秋，不自为福。偶遇灾难，每多嗟叹，岂不知嗟叹罔然。就疮症一事而论，由初起以及复元，概宜如法施理，一不可谬。始视医之良不良，继经药之妙不妙，再观治之当不当，尤看养之善不善。自己不可不慎，不可妄动，不可误食，不可乱居，更不可好怒，亦不可生哀。种种无益之情，皆当细虑严防，不得稍有所失，然后方可望痊。乃当局之委曲，难受多端，苦不可言，难乎不难，即知安然无事者，福之不薄也，盖可决矣。

卷三　利部

丸药门_{统十八说①}

蟾酥丸_{药共十二味}

蟾酥_{二钱，酒化}　轻粉_{一钱}　铜绿_{一钱}　枯矾_{一钱}　寒水石_{一钱，煅}　胆矾_{一钱}　乳香_{一钱}　没药_{一钱}　朱砂_{二钱}　雄黄_{二钱}　麝香_{一钱}　蜗牛_{二十一个，活的}

上药各为各末，在端午日正午时，择净室中，用磁罐先将蜗牛同蟾酥捣烂，再入各药研匀为丸，每丸绿豆大。每服三丸，及服时，用葱白包药，入口嚼烂，黄酒送下。

此方能治一切诸疮，去毒消硬，化腐止痛，并疗毒等症，皆可按法用之。真乃外科之妙丸也，故列丸药门之首，以便学者取而试之。

芝霜丸_{药共二味}

霜桑叶　黑芝麻_{各等分}

上药共为细末，用蜜合为丸，每丸重三钱，或用细末，蜜水服送，名曰止嗽散，皆以三钱为一服。

此方能治诸般咳嗽，轻者一服即愈，重者三服即痊。即在老症咳嗽不绝者，常行服之，亦无不效，实乃济世之良方也。

理坤丸_{药共十九味}

蜜炙黄_{一两五钱}　炙香_{一两}　大地黄_{二两，酒炒}　酸枣仁_{一两，}

---

① 统十八说：原缺，据目录补。

炒　真阿胶一两，蛤粉炒　甘草五钱，炙　当归身七钱，酒炒　茯神八钱　白术一两，土炒　泽泻四钱，炒　甘枸杞一两，炒　条芩一两，酒炒　丹参八钱，酒炒　续断一两，酒炒　五味子一两，焙　杜仲一两，盐炒　血余一两　广皮三钱　杭芍八钱，酒炒

上药为细末，炼蜜为丸，每丸桐子大，每服二十丸，空心白水，远食时送下。

此方能治妇女血症杂瘵，一切血分不调等症，用之皆能见效，乃良方也。

化毒丸药共五味

巴豆仁三十五个　雄黄一钱　甘草节一钱　郁金一钱　绿豆粉一钱

上药为细末，醋糊为丸，每丸如绿豆大，每服七丸，白水滚开送下，涎痰吐出即愈。

此丸专治咽喉痛肿不止，一切热毒上攻之症，服之自能下行上清，真妙丸也。

千金不易丸药共十五味

当归二两，酒洗　川芎二两　白芍一两五钱　黄芩一两，酒洗　丹皮一两　白术一两，土炒　知母一两，去毛，蜜炒　茯苓一两，去皮　赤茯苓一两，去皮　阿胶一两，蛤粉炒　橘红五两　生地黄一两五钱　赤芍五钱　甘草五钱　川续断一两

上药共为细末，水为丸，绿豆大，每服一钱，空心远食或白水送，或黄酒送亦可。

此丸专治妇人百病，有安胎保胎养血之功，并能养气血、补虚劳、治小产，凡血分等症皆可医之，乃妇科之良药也，实属可取之方。

头垢丸药共二味

男子发泥不拘多少　朱砂为衣用

上药头泥为丸，朱砂为衣，如樱桃大。每服三丸，黄酒送下。

此丸妇人乳痛乃可医，即乳汁少亦可吹之，并结疼亦可治之，真乃妙方也。

黑沙丸药共八味

当归　乳香　没药　地龙　自然铜　苏木　名一　木鳖子以上每味各等分，多少一律

上药共为细末，炼蜜为丸，每丸一钱重，一服用一丸，黄酒送下。

此丸专治跌打损伤，并伤筋动骨、磕摔撞砸、扭①踢硬伤一切等症，皆可医之，无一不效，是可用也。

痧药丸药共十一味

茅术三两　天麻三两六钱　母丁三钱　明雄三两六钱　公丁三钱　粉草二两四钱　蟾酥九钱　麻黄三两六钱　朱砂三两六钱　川军二两　台麝三钱

上药共为细末，水打为小丸，朱砂为衣。临患时，或服或鼻嗅，皆可随症用之。

此丸专治猝中寒暑，骤然脐腹疼痛，阴阳反错，坐卧不安，吐泻转筋，手足厥逆，并呕泄不出，猝然难忍者。先用二三丸，研极细末吸吹鼻中取嚏，或纳舌下待发麻时，吞下七九粒，阴阳水送下。

---

① 扭：原作"钮"，据文义改。

山岚瘴气、夏日途行及空心触秽，口含三五粒，邪气不侵①。

感冒风寒、头疼恶心、肚腹胀闷及风痰等症，用葱胡黄酒送服。

痈疽发背、疔毒恶疮及蛇蝎毒虫所伤，研末，好酒涂敷患处，立见神效。

小儿发痘不出、闭闷涩滞及痰涎壅盛，及老人腹胀、噎嗝等症，俱用灯心汤或凉水加倍调服，大有效应。

小儿急慢惊风、天吊反张、两腿强直、两目翻白、牙关紧闭，不能服药者，即用三五粒，研极细末，吹入鼻内，即刻苏醒转动，随吹此药，调汤灌之，无不立验。

遇有自缢人，轻轻解下，速将此丸，研极细末吹入鼻内，如口腹尚温者，必有嚏，皆可复生。

跌打损伤、惊悸气闭、鬼魅魇②死及气急闭结，溺死、痰厥、冷厥，不省人事者，只要略有微气，皆可将此药研极细末，吹入鼻孔，有嚏更好，或用姜汁水灌下，皆可复活。既活之后，仍请名医调理。此乃救世仙方，将此丸贮瓶常佩在身，逐时遍施，普济急危，是所切望。

蜡矾丸药共五味

通明矾二两，末　黄蜡七钱　木香五分，末　沉香五分，末
紫苏叶五分，末

上药将蜡溶化，下蜜一匙，少温入矾，手打拌匀，团

---

① 侵：原作"浸"，据文义改。
② 魇：原作"压"，据文义改。

丸如桐子大。每服五十丸，温水送下。每日三服，三次服之，生患者毒气自然消矣。

此丸能解疮疡诸毒，不论已破未破。蜡利大肠，矾解诸毒。凡疮已成尚未破，服之可以内消；即已破未敛，服之亦易于收合。每日宜服，时常用之，自然见效矣。及无名肿毒、遍身等恶之症，亦可用之。

开胃丸 药共九味

人参一两　山药一两　建莲肉五钱，去心　白豆蔻三钱　小紫苏五钱　陈皮六钱　白术一两　茯苓一两　甘草三钱，炙

上药共为细末，用老米二合①，微焙碾粉泡，荷叶熬汤，水打为丸，如桐子大，每服八十丸，米汤送下，不拘时服。

此丸专治不思饮食、脾胃虚软、不喜诸味、疮溃不敛，服之大能助脾气开胃口，而饮食自然进矣，此方可用之至。

二神丸 药二味

肉果二两，面裹，煨，用肥大者捣去油　补骨脂四两，微炒香

上二味共为细末，用大枣四十九枚，老生姜四两，切片水浸，姜、枣煮至水干为止，取枣肉为丸，桐子大，每半夜用米汤送下，七十丸甚效。

此丸能治肾泻、脾泻、饮食不消、黎明溏泻者，常常服之，大有效验。

---

① 合（gě）：旧时量粮食的器具，容量为一合，木或竹制，方形或圆筒形。

断瘾丸药二味

六味地黄面一两　烟灰三钱

上二味，先将烟灰用开水浸透，澄出汁水，合地黄面拌匀为丸，如绿豆大。每服多少，视瘾之大小为准，多至十余丸，少至一二丸，随日渐减，日久自然瘾去，而药勿用矣。

此丸专治洋药大瘾、久瘾。不生他病、不能翻瘾、舒通肠胃、滋润皮肤。果不再吸，必致体胖心舒，容颜身体异乎寻常。此固非虚语也，有实验矣。

失笑丸药共二味

蒲黄略炒　五灵脂去泥，略炒

上药味各等分，用米汁合丸，如绿豆大，每服二三钱，淡醋水送下。

此丸治儿枕痛，衣胞不下。清酒吞下，血散胀消，其胞自下，断不致于瘀血上升，有伤产母矣。医家必须预备，以防急用。

济坤大造丸药药共十一味

紫河车一具，制如前代　人参一两，切片，焙干，研细和入　天冬去心　麦冬去心　怀牛膝　当归　山药各一两　熟地四两　杜仲姜汁同盐炒　黄柏　五味子各五钱

如虚弱多汗，加黄芪二两，蜜炙，地骨皮、知母各一两；如脾胃虚，常大便溏泻，加白术二两、莲子二两，俱炒；如少睡惊悸者，血少也，加炒枣仁、桂圆肉各二两。

上药如法炮制，炼蜜为丸，每丸重三钱，开水送下，或早或晚，食远服之。

此丸大能种子，治气血本弱，不能摄元成孕；或频堕胎，及生子不寿；或孕后虚热自汗，食少带多，并宜服之。益气血、补子宫，真乃种子神方也。如先服胜金丹一料，使经期已调，随服此方一料，必然得子矣，决不虚言，经验已不可胜数矣。

胜金丸药共十一味

大生地水煮半熟，加酒一大碗，再煮，收干蒸晒，打入　当归各四两，酒拌晒炒　白芍三两，酒炒　牛膝二两，炒　香附米四两，醋、酒、姜汁、盐水各拌一两，饭上蒸，再晒干炒　川芎一两五钱，酒炒　茺蔚子三两，炒　杜仲三两，盐水炒　益母草八两，水熬成膏一碗入蜜内　白术四两，土炒　丹参四两，酒炒

以上共为细末，和匀，炼蜜为丸，如桐子大。每服四五钱，清晨开水送下，空心服之。

此丸能调经络，经既调好，即可受孕。倘有他故，照后加减可也。欲受孕者，先服此丸，一二料为妙。

素有腹胀，防①碍饮食，或以生地易熟地，或制首乌易熟地。

经未及期行，色紫，血热也，加生地、丹皮、条芩。

临期腹痛，名曰痛经，乃血中之滞气不调，加延胡索、广陈皮。

经过期后行，色淡，血寒也，加肉桂、紫石英。

肝气不和，或多怒，加广木香、白豆蔻。

脾胃不足，体本虚弱，加人参、山药、茯苓，血去多

---

① 防：通"妨"。《淮南子·说林训》："小变不足以防大节。"

亦然。

　　素来多白带者，加白扁豆、苡仁、阿胶；加人参、茯苓亦可。然带有五色，宜细辨之。大概只知为白带，而白中略有青色，即为青带，宜加木香，少加柴胡；略有黄色，则加茯苓、陈皮、姜、枣；略有淡红色，则为赤带，方中加赤苓、丹皮、生地；略有黑色，加车前子、胡芦巴以温肾。此皆发于五脏，所以随各脏五色，而总归于带脉而出，是以谓之带。有生湿热而化，有从寒湿而化，大抵体实者带少。虽云妇人十个九带，究竟有一脏之不足，或思伤脾，怒伤肝，欲伤肾；或气郁则湿热生，而清浊相混，以致带脉不清，任脉不畅，故带下也。若带下多，亦令人成劳成损，不可不早治，宜补益脾肾之气血为主。

　　又有一种白淫，与男子白浊同，乃出自骨髓，令人面黄无力、骨软少神，皆由房欲劳伤，妄想梦交而得，心旌摇动而来，多者名曰白淋。轻则六味地黄汤可治；重者阵阵如水之来，必当用人参黑归脾汤，加牡蛎粉、金樱子兜涩之药治之，不然必经水断而成损症也。亦有腹中硬块者，有时疼痛，此瘕气也，宜调肝为主。又有阴疝，宜加川楝子、荔子核最佳。

苏合丸 药共十四味

沉香_{二两}　檀香_{二两}　木香_{二两}　白术_{二两}　诃子肉_{二两}
香附_{二两}　荜拨_{二两}　丁香_{二两}　犀角_{一两}　水安息_{一两}　台麝_{五钱}
泥片_{五钱}　朱砂_{一两}　苏合油_{五钱}

　　上药共为细末，炼蜜为丸，每丸重一钱，用纸包好，蜡皮裹严，勿令泄气。每服一丸，以姜汤送下。

此丸专治男子妇女中风、中气、中痰、中祟，牙关紧闭，口眼歪斜，不省人事，如见鬼神，卒暴心疼，小儿急慢惊风，妇人产后中风，一切急暴之症。最能顺气化痰，散风除邪。临症用之，大有奇效，实乃可取之方也。

梅苏丸 药共六味

桂花一两　月石一两　柿霜一两　苏叶五钱　乌梅肉五两
白糖十斤

上药为末，入糖内，圈熏数日，再用开水为丸，或大或小，均可用之。

此丸专治伏中受暑，心内烦闷、口渴咽干、喉咙不利，或暑天外出远行，每衔一二丸，慢慢噙化消下。最能解暑清热、止渴生津、润燥除烦，上焦一切热症皆能治之，真可谓之太平丸也。

牛黄清心丸 药共二十八味

山药一两四钱　阿胶三钱四分　防风三钱　炮姜一钱五分　羚羊四钱　犀角二钱　白蔹二钱五分　川芎二钱六分　当归二钱　甘草一两　白芍五分　茯苓三钱二分　桔梗一钱二分　蒲黄五分　白术一钱　麦冬三钱　柴胡二钱六分　肉桂二钱六分　朱砂三钱　雄黄一钱六分　人参二钱　麝香二钱　冰片二钱　牛黄二钱二分　大枣肉六钱　神曲五钱　黄芩三钱　杏仁一钱五分

上药共为细未，炼蜜为丸，重一钱。每服一丸，黄酒送下，赤金为衣，纸裹蜡皮包好。

此丸专治男、妇痰火上炎，口眼歪斜，半身不遂，不省人事，言语不清，急慢疾症，皆宜服之。其效如神，实乃济世之良方也。

散药门统二十六说①

千金散药共八味

大黄　槟榔　瞿麦　麦芽　萹蓄　当归　甘草　小茴香以上各一两

上药共为细末，每服三钱，黄酒送下，食远或早或晚皆可。

此散能治妇人、女子癥瘕，并一切血气百病之患，百发百中。

五粉散药共六味

红粉一钱　轻粉一钱　水粉一钱　铁线粉二钱　滑石粉一钱　儿茶一钱

上药共为细末，用红糖合醋调匀，先将患处以薄铜钱刮至欲破，再以生姜切开，擦患处片刻，然后上调好之药以治之。

此散专治各样癣症，干癣、脓癣、风癣、毒癣、疥癣、蛇皮癣、牛皮癣诸般②一切癣症。药干落去净尽，再上新药，如些三次，即可痊愈复元。按法治之，无有不效，学之者皆宜宝之。

四生散药共四味

生地黄　生荷叶　生柏叶　生艾叶以上各三钱

上药用水二钟，黄酒一钟，煎至一钟，食远服之。

---

① 统二十六说：原缺，据目录补。
② 般：原作"班"，据文义改。

此散专治男、妇气血上冲，或吐血，或衄血。照方服之，其效如神。

珍珠散药共八味

轻粉一钱　党参五分　象皮一钱　乳香二钱　没药一钱，去油

血竭一钱　珍珠三分　泥片三分

上药共为细末，磁瓶收严候用，勿令泄气为要。

此散能治诸疮将愈而口难敛，欲好而皮不生，延迟多日而新肉不见长，严用散撒上而口自然合矣。医之者宜斟酌取之。

生肌散药共十一味

龟头　象牙　牛脑　雄黄　儿茶　珍珠　乳香　没药

麝香　五倍子　头定芦以上各三钱。芦花是也，火烧用灰

上药共为细末，磁瓶收严候用，勿令泄气。

此散能治痔漏，并疮久不收口。将此散常用撒在疮口上，自然痊愈矣。

七厘散药共十二味

川军三钱　乳香三钱　没药三钱　当归三钱　生半夏三钱

血竭五钱　土鳖三钱　红花三钱　朱砂一两　自然铜三钱　麝香

一钱　骨碎补五钱

上药共为细末，每服七厘，黄酒热送下。

此散专治跌打损伤、磕碰摔砸，一切外伤；并伤筋动骨、过力差气，一切内伤，皆为硬伤实损，概宜服之，无不神效。

溯源散药共七味

血竭一钱　雄黄二钱　朱砂二钱　乳香二钱　没药二钱　儿

茶二两　　斑蝥百个，糯米炒，翅、头、足皆去净

上药共为细末，瓶收候用，每服一钱，黄酒温热送下。

此散专治狗咬、猫咬。临时急宜服之，大有效验，万勿轻视为要。

痢效散药共七味

苍术三两，米泔水浸，土炒焦　　杏仁二两，油皮、尖皆去净　　羌活二两，炒　　川乌一两五钱，去皮，面包，火煨透　　生军一两，炒　　熟军一两，炒　　生甘草一两五钱，炒

上药共为细末，每服四分，小儿减半，随症用引。

此散专治红白痢疾，并泻腹等症。泻用小米泔为引，红痢用灯心三十寸煎汤为引，白痢用姜三片煎汤为引，红白痢用灯心姜汤为引。如孕妇忌服。

生肌散药共五味

石膏一两，煅　　血竭五钱　　乳香五钱　　轻粉五钱　　冰片一钱

上药共为细末，磁瓶收严，临症听用。

此散能治诸疮腐脱欲敛者，撒于疮口内最妙，其效如神，收功甚速。

定痛散药共四味

辰砂三钱　　硼砂五钱　　冰片二分　　生石膏一两，甘草浸七次，为末

上药共为细末，瓶收听用，勿令泄气。

此散能治疮破疼痛，有腐不能速效。将散撒于疮内，自然痛定腐脱，而功自收矣。

细药散药共五味

乳香　没药　血竭以上各等分　阿魏　麝香以上各减半

上药共为细末，瓶收候用，勿令泄气。

此散能去腐生肌，长肉敛口，其效甚速，笔难尽述，实可取之。

冰硼散药共四味

硼砂五钱　朱砂六分　泥片五分　玄明粉五钱

上药共为细末，瓶收候用，勿令泄气。

此散能治口齿、咽喉疮痔肿痛，一切胃火上升、痰壅积热、畏吃燥热、喜食寒凉、寒热相兼，以致牙齿疼痛，时作时止，或含滞不发。用药不拘多少，上于患处，日上药或三次、或五次，内再服清胃降火剂，或汤药、或丸药以佐之，庶可痊愈则无虑矣。

人马平安散药共八味

朱砂十二两　雄黄八两　月石①四两　火硝四两　麝香六分
冰片八分　牛黄三分　赤金六十张

上药共为细末，磁瓶收严，临症听用。

此散能治暑热，头晕发燥、心中烦闷、身体多怠、神气不爽、倦惰不安，一切伏热之症。或出门远行，必须随身带用，大可去暑消热，时常吸之，万无受暑之患也。

绿袍散药共三味

黄柏二两四钱　青黛六钱　冰片四钱

上药共为细末，瓶收候用。

---

① 月石：硼砂的别名。

此散专治伏中一切热症。常常吸于鼻内，真能去暑纳凉，一味清爽也。

白平安散药共六味

滑石一两　石膏一两　冰片八钱　寒水石一两　绿豆粉三两麝香三分

上药共为细末，磁瓶收严，入暑听用。

此散能消暑去热，清心明目，一切晕燥之症，皆可除之。诚乃纳凉避暑之妙药也。

四虎散药共四味

草乌 半夏　狼毒　南星以上四味各等分

上药共为细末，用猪脑同捣匀，遍敷疮上，留顶出气。

此散治一切疮症，硬厚如牛皮，不生脓，不易腐，用之最可见效。

护心散药共四味

绿豆一两　乳香三钱，净末　朱砂一钱　甘草一钱

上药共为细末，每服二钱，开水调服，早晚二次用之。

此散专治疮毒内攻。凡口干烦躁、恶心呕吐者，急宜预服此散，以护其心，而心经不受其毒攻，则命可保矣。再屡屡解之，毒有不消者乎。

清心散药共十味

人参二钱　冰片一钱　朱砂二钱　雄黄二钱　绿豆粉二两茯苓二钱　乳香二钱　甘草二钱　白豆蔻二钱　玄明粉二钱

上药共为细末，每服一钱五分，蜜水调服，不拘

时候。

此散能治疮症、发背、对口，热甚焮痛、烦躁心干、喜食冷物，其人内热之故。预为服之，以防毒气向内而攻也。谨之！慎之！

赛金化毒散 药共十一味

乳香　没药　川贝　雄黄　川连　花粉以上各五钱　川军一两　赤芍一两　珍珠二钱　牛黄一钱　冰片二钱

上药共为细末，磁瓶收严，临症听用。蜜水冲服，半分为度。

此散专治小儿天花时行。初起纯阳多热、气血淤滞、毒热结燥、隐涩不畅不润；或因过服寒泄之剂，再兼禀赋不足，甚至气亏塌陷，渐及倒毙，浆水不起；或痘疔痘毒，种种发现。若遇此症，先将其黑紫疗毒用银针挑破，随将胭脂膏合入拌匀，敷盖患处，次用蜜水冲服半分，内外夹攻，无一不效者，真乃痘科之妙药也。

如意金黄散 药共十味

南星　陈皮　苍术　厚朴　甘草以上各二斤　黄柏　姜黄　白芷　大黄以上各五斤　天花粉十斤

上药各切成片晒干，共为细末，绢罗细打，磁罐收严，勿令泄气，遇症候用。

此散能治红赤肿痛发热，未生脓者。当夏令，俱用茶清合蜜调敷。欲作脓者，用葱汤同蜜调敷；如漫肿无头、皮色不变、湿痰流毒、附骨痈疽、鹤膝风等症，俱用葱酒煎调敷；如风热所生、皮肤暴热、色亮游走不定，俱用蜜水调敷；若天泡火丹、赤游丹、黄水漆疮、恶血攻注等证，俱用大草叶捣汁调敷，加蜜亦可；汤烫火烧、皮肤破烂，麻油调敷。以上诸引调法，乃别温凉寒热之治法也。

蝌蚪拔毒散药共五味

寒水石　净皮硝　川大黄以上各等分，共研极细末　虾蟆子多少斟酌　蝌蚪初夏时河内成群有之，其状头大尾长，捞来用硇罐装于内，泥封口，埋地下，候至秋时自化成水，然后用之

上药用蝌蚪水一大碗，入前药末各二两，阴干研末，磁瓶收固。及用之，以水调匀，涂患处。

此散能治无名大毒肿痛，一切火毒、瘟毒、恶毒等症，敷之自有神效。

二味拔毒散药共二味

明雄黄　白矾各等分

上药共为细末，用茶清调化，以鹅翎蘸扫患处，痒痛自止，红肿亦可消尽。

此散能治风湿红肿，诸疮痛痒疥癣等病，俱可见效。

牙疳散药共十味

珍珠二钱七分半　冰片二钱二分半　黄柏二钱二分半　青黛三钱七分半　鱼枕骨七钱五分　月石二钱二分　牛黄二钱七分半　琥珀三钱七分半　儿茶三钱八分　象皮四钱

上药共为细末，磁瓶收严，候症取用。

此散能治口内舌疳、齿疳、喉疳，一切口内生疳等症。将散末擦之，无不立效。

益发散药共七味

寒石三钱　月石一两　乳香三钱　硫黄二两　花椒五钱　白矾三钱　礞石三钱

上药共为细末，磁罐收藏候用，梨油调匀扫上。

此散专能治吃发癣。遇症擦之，不数次，自能癣去发生，无不立效矣。

姜矾散_{药共二味}

枯矾　干姜_{各等分}

上药共为细末，磁罐收候，临症取用。

此散专治冷疮，久不收口。先用香茶、食盐煎汤洗之，再以此散撒患处，自觉热如火烘，必然肌生口敛，则功易收矣。

呼脓散_{药共五味}

寒食面_{一钱}　寒水石_{一钱}　白丁香_{一钱五分}　蟾酥_{一钱}　巴豆_{二钱}

上药共为细末，瓶收候用。

此散能治疮口多闭不开。用纸捻蘸蜜药，再粘此散入疮口内，一日即可口大脓出，或疮破烂，将散撒疮上，多少随症之大小，以蜜药膏药盖之，次日必然腐脱脓生，自然得医矣。

通关散_{药共三味}

牙皂_{三两，去皮}　白矾_{一两}　细辛_{五钱}

上药将白矾合牙皂，以麻布包好，入水内并化，再煮取出候干，去布袋晒干，加细辛末，瓶收候用。

此散专理七窍不通，气迷神晕，不省人事者。宜用此散吹入鼻内，取嚏即醒，渐渐自然苏矣。

膏药门_{统十说①}

拔毒膏_{药共九味}

阴人发_{一撮} 蛤蟆_{一个} 象皮_{三钱} 赤芍_{二钱五分} 山楂_{二钱五分} 当归_{二钱五分} 天麻_{二钱五分} 官粉_{二两，炒} 香油_{四两}

上药入油浸七日，再熬至药枯，滤净药渣，又熬至起白烟，滴水成珠，后下官粉搅练，摊纸候用。

此膏能治对口搭手，腰痛胁痛，无名肿毒，疔疮等症，用之无不神效。

太乙膏_{药共十七味}

白芷 当归 赤芍 玄参 肉桂 木鳖 大黄 生地_{以上各二两} 阿魏_{三钱} 没药_{三钱} 乳香_{五钱} 血余_{一两} 轻粉_{四两} 柳枝_{百寸} 槐枝_{百寸} 黄丹_{四十两} 香油_{五斤}

上药先将前八味并树枝入麻油内，春五日，夏三日，秋七日，冬十日，浸透熬枯去渣，又熬油练，入血余，入黄丹，搅至滴水成珠，后撤火，再下阿魏、乳没、轻粉，搅匀听用。

此膏能治男、妇、老、少疮疾一切百病，皆可医之，贴之自有奇效。

千锤膏_{药共八味}

土木鳖_{五个，去壳} 白松香_{四两，拣净} 蓖麻子_{七钱，去壳} 巴豆肉_{五粒} 铜绿_{一钱，研细} 乳香_{二钱} 没药_{二钱} 杏仁_{二钱，去皮}

上药共入石臼内，捣如泥成膏，随症之大小，用油纸

---

① 统十说：原缺，据目录补。

摊好听用。

此膏专治久疮、臁疮难痊，或妇女领项，气瘀瘰疬破烂，多日不愈，贴之无不神效。

陀僧膏药共十五味

当归五钱　赤芍二钱　大黄三钱　血竭三钱　自然铜五钱　生姜三钱　土鳖三钱　红花三钱　骨碎补五钱　赤石脂二钱　桑条二十寸　陀僧五钱　乳香一钱，末　没药一钱，末　黄丹六两，入油一斤

上药十一味，用麻油三斤浸透，春五、夏三、秋七、冬十，过日熬枯去渣，滤尽净好，下陀僧，再下黄丹搅匀，然后入乳香、没药末，搅好听用。

此膏专贴跌打损伤、筋骨有伤、皮肉破裂。贴对患处，按法保养调理，用之自然痊愈。

万应膏药共二十味

川乌　白蔹　草乌　生地　白及　象皮　官桂　白芷　当归　赤芍　羌活　苦参　土木鳖　穿山甲　乌药　大黄　独活　玄参　定粉　甘草以上各五钱

上药定粉在外，用麻油五斤，将药浸透，春五、夏三、秋七、冬十，候过日数，入锅熬至药枯，浮起为度。去渣尽净，每油一斤，再下定粉半斤，以桃柳枝搅之，以黑如漆、亮如镜，滴水成珠为止，薄纸摊贴。

此膏专治一切痈疽发背、对口诸疮、痰核流注等毒，贴之愈觉奇妙。

青龙搅尾膏药共二十六味

巴豆百个　丹皮三钱　莪术五钱　三棱五钱　香附五钱　杏

仁五钱　桃仁五钱　干姜三钱　川军五钱　郁金五钱　水蛭三个
酒曲五钱　枳实五钱　栀子三钱　红花三钱　胆草三钱　土狗三个
黑丑五钱　黄丹每油一斤用六两　香油三斤

　　熬好后入细药。

　　肉桂三钱，末　琥珀一两，末　芒硝三钱，末　乳香五钱，末
没药五钱，末　醋角一两，末

　　上药十八味，入油内浸透，春五、夏三、秋七、冬
十，日足，熬至药枯去渣，煎成入丹，搅至黑如漆、亮如
镜，再下末药搅匀，摊布候用。

　　此膏专治肚腹水臌、妇人癥瘕、杂瘵血聚等症，贴之
其效如神。

　　救苦膏药共三十九，图说列后，真验备载

　　大黄一两　香附七钱　三棱一两　桃仁七钱，研　白芷八钱
芫花七钱　蜈蚣十条　黄柏八钱　生地一两　厚朴七钱　槟榔七钱
皂角八钱　大戟八钱　蛇蜕五钱　巴豆八钱　麻黄八钱　杏仁七
钱，研　甘遂二两　细辛七钱　肉桂八钱，末　莪术一两　黄连五钱
川乌一两　全蝎七钱　枳实八钱　独活七钱　防风七钱　玄参七钱
草麻子①二两，研　木鳖子一两　草乌七钱　羌活八钱　天花粉七
钱　五倍子七钱　穿山甲七钱　当归一两五钱　黄丹二斤四两，水飞，
炒　密陀僧四两，末　香油六斤

　　上药三十五味，入香油内浸透，春五、夏三、秋七、
冬十日后，熬至药枯，去渣尽净，熬及黑如漆、亮如镜，
再入陀僧，次入黄丹，住火稍温，下肉桂，以纸摊候用。

---

　　①　草麻子：即蓖麻子。

此膏治偏正头风。左患贴左，右患贴右，正患贴印堂，兼捲条塞鼻孔中，口含甘草汤咽之。

治眼科七十二症。赤肿，将耳上角针刺血出贴上；星障翳膜、睫①毛倒晓②、迎风流泪等症。捲条，左患塞左鼻，右患塞右鼻，常服甘草汤。

治喉咙三十六症。单蛾、双蛾、喉闭、喉风，贴喉上，含甘草水。要速效，将膏口含化下，不可服甘草水。

治两颐浮肿、风火牙疼，贴上即止，勿服甘草汤。

治诸般腹痛、腰痛、胃口痛、丹田痛，即于痛处贴之，服甘草汤。

治中风瘫痪，左患贴左，右患贴右，服甘草汤。不省人事，痰声如锯，作丸如豆大，每服七粒，清汤送下，其痰立下；若牙关紧闭，用筷拨开，将水灌下，或再作条插鼻孔中，真有起死回生之力。

治痨瘵病，贴夹脊穴、尾闾穴、肚脐口，饮甘草汤，七日痨虫尽死。咳嗽吐痰，贴前后心，仍服清痰降火神药。此膏能攻病，不能补虚，不可吞服。

治臌胀、水臌、气臌、血臌，俱贴齐下丹田，不可饮甘草水。

治噎膈、气膈、食膈、痛膈，俱贴胃口、肚脐，常饮甘草水。如塞在喉，口咽不下，即贴喉外，口含甘草汤。如要速效，作丸服之，不可服甘草水。

---

① 睫：原作"睰"，据文义改。
② 晓（kōu）：同"眍"，眼睛深凹陷。

治哮喘咳嗽诸症，贴前心后心，饮甘草水。如痰盛气塞不通，作条塞鼻，或作丸服，不可服甘草水。

治大小便闭，俱贴肚脐，饮甘草汤自通。如数日不通，危在旦夕，作丸送下，小腹上用甘草末和葱汁，调敷立下，勿服甘草水。

治伤寒时疫，贴肚脐，饮甘草黄酒一醉，汗出即愈。如五六日不好，作丸吞下，便解而愈矣。

治疟疾，一日二日三日俱贴肚脐，饮甘草汤。如发过四五次者，作丸先时服下，饮热酒数杯，即日便止，不可饮甘草水。

治妇人赤白带下，贴肚脐及丹田，常服甘草汤。

治各种痢疾，俱贴胃口、肚脐。四五日不愈，红用圆眼壳核七个，打碎煎汤，作丸送下；白用荔枝壳核七个，打碎煎汤，作丸送下；赤白兼者，用圆眼、荔枝壳核各七个，打碎煎汤，作丸送下，不必服甘草水。

治妇人难产、逆生、胞衣不下，作丸，热酒送下，立刻便生。产门小腹，煎甘草水，频洗，不可服。

治小儿惊风，目翻气喘、痰壅不通，作条塞鼻并贴膏脐上。如急，极作丸服之，勿服甘草水。

治小儿诸疳症，贴肚脐上，口疳贴牙床，口疳不可饮甘草水。

治妇人经闭不通，贴丹田。如病久，作丸服之，小腹上用甘草末和葱汁调敷，不可服甘草汤。

治血块痞积，贴脐上，并贴痞上，饮甘草汤。人健壮者，作丸日服，便泄为止。

治外科疔疮，内服外贴，勿饮甘草水。背疽、各痈疖毒，俱贴患处，日饮甘草汤。肠痈作丸服，兼贴肺俞穴，勿服甘草水。

治臁疮、脚气，将膏药刺孔及贴上，盖以纸，用带缚定，一日洗换，十日愈矣。

治大便肠风下血、梦遗白浊，俱贴肚脐，饮甘草水。

治痔漏，内则卷条插入，外则贴之。

治跌打损伤，贴患处，饮甘草汤。

治吐血、鼻血，贴两脚心，饮甘草汤。

孕妇忌用。

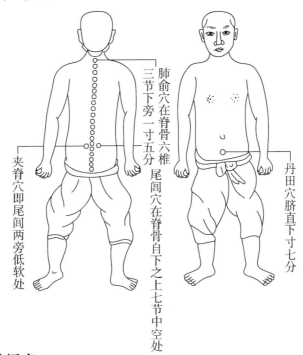

肺俞穴在脊骨六椎三节下旁一寸五分

尾闾穴在脊骨自下之上七节中空处

夹脊穴即尾闾两旁低软处

丹田穴脐直下寸七分

铁桶膏 药共八味

胆矾 三钱　铜绿 五钱　麝香 三分　白及 五钱　轻粉 三钱　郁

金二钱　明矾四钱　五倍子二两，微炒

上药共为细末，用陈醋一碗，入杓慢火熬至一小钟，见起金色黄泡为度。待温，用药末一钱，入醋炖温，用笔涂疮根周围，以绵纸覆盖药上，疮根自生绉①纹，渐收渐紧，其毒不致于散大矣。

此膏专治诸疮，将溃已溃时，根脚走散，疮不收束，宜用此药周围敷圈而束之。

乌龙膏药共四味

草乌五钱　小粉四两　半夏二两　木鳖子二两，去壳

上药入锅内，慢火炒焦，黑色为度。研极细末，以净水调敷，一日一换。自外向里，涂之须留疮顶，令出毒气。

此膏专治一切诸毒，红肿赤晕不消等症，宜用此药敷之，真有奇效。

虎骨百效膏药共五十二味

当归一两　川芎一两　牛膝一两　杜仲一两　钩藤一两　虎骨二两　木瓜一两　干姜一两　麻黄一两　生附子一两　桂枝一两　芫花一两　天麻一两　川军五钱　连翘五钱　生地五钱　红花五钱　山甲五钱　血竭五钱　丁香五钱　香附五钱　白芷五钱　川断五钱　甘草五钱　防风五钱　荆芥五钱　年苋五钱　地风五钱　薄荷五钱　川椒五钱　秦艽五钱　独活五钱　羌活五钱　防己五钱　藁本五钱　白蔹五钱　南星五钱　硫黄五钱　苦参五钱　韭菜子八钱　海硝五钱　桑条五钱　槐条五钱　艾叶五钱　独头蒜八个　铅粉二十四

---

① 绉：同"皱"。

两　香油三斤

熬好再入细药，药共五味。

肉桂二两，末　轻粉五钱，末　麝香二分　乳香一两　没药一两

上药共入油浸透，春五、夏三、秋七、冬十，过日熬好，下铅粉搅匀，撤火入细药，布摊候用。

此膏能治男妇老少一切风气经血、筋骨痛疼、寒酸无力、腰疼腿疼，可以追风活血、养筋利骨、去寒助力，并伤损跌打硬摔等症，贴之无不神效，实乃救世之方也。

丹药门统十四说①

一粒金丹药共四味

木香五分　乳香五分　沉香五分　巴豆霜一钱五分

上药共为末和匀，用胶枣一个半，核皮去净，捣烂和药为丸，芡实大，每服一丸，嚼烂，白滚水送下。

此丹专治疔毒未破、初起一切等症，用开水送下。一口水泻一次，几口水泻几次，其毒自消，不能发矣。如欲止泻，饮凉水则得矣。

活络丹药共五十味

白花蛇　熟地　黄连　官桂　炙首乌　川芎　沉香　天麻　黄芩　大黄　白芷　草蔻　藿香玄参　甘草　两头尖②　麻黄　木香　羌活以上各二两　葛根　全蝎　灵仙　当

---

① 统十四说：原缺，据目录补。
② 两头尖：为毛茛科植物多被银莲花 Anemone raddeana Regel 的干燥根茎。别名草乌喙。辛，热；有毒。祛风湿，消痈肿。

归_{以上各一两五钱}　茯苓　赤芍　白术　乳香　竺黄　豆蔻　细辛　生姜_{去毛}　龟板　没药　青皮　虎胫　丁香　僵蚕　香附　乌药　松香　人参　朱砂_{以上各一两}　防风_{一两五钱}　血竭_{二钱五分}　乌梢蛇_{去皮}　地龙　犀角　麝香_{以上各五钱}　牛黄_{二钱}　冰片_{二钱}

上药共为细末，炼蜜为丸，一钱重一服。纸包蜡皮。

此丹专治中风瘫痪、口眼㖞斜、半身不遂、肩背麻木、肿膝疼痛、行步艰难、筋骨拘挛①、目眩头晕、手足浮肿、项强背痛、不能俯仰等症，驱风散火，活络调元。每服一丸，用黄酒温热送下。

八宝红灵丹_{药共八味}

赤金_{二十张}　麝香_{一钱}　冰片_{一钱}　朱砂_{五钱，江米水淘}　雄黄_{三钱}　硼砂_{一钱}　礞石_{一钱，生}　牙硝_{五钱，生}

上药务选好者，共研细末，磁瓶收固，勿令泄气方好。

此丹能医男女老少百病等症，开列于后。

治男女等寒热、上吐下泻、腹内疼痛，开水送下五厘即愈。

治脚麻肚痛，服一分，开水送下，候一时，再服一二服，效。

治绞肠沙及一切火症，用茶送下五厘。

治霍乱或吐或泻，暑盛外出，途中受热，目黑耳鸣，水土不服，开水送下五厘。

---

① 挛：原作"弯"，据文义改。

治瘟疫并沙气、风火眼，用簪点眼角内，男左女右，盖被出汗即愈。

治口吐青水、手冷腰疼、面青、冷汗长流，用茶送下五厘。

治疟疾三四次，后未来时，先放药五厘于脐内，盖金不换膏药，再将药少许撒膏药上，贴脊骨第三节间即愈。

治红白痢疾，用药五厘放脐内，用暖脐膏贴之。

治喉内生蛾，水米不下，用芦筒吹喉内，五厘。

治舌痛、牙痛，用药擦即愈。

治火眼，稻柴心浸湿，蘸药些些点男左女右眼角。

治中风，用药五分，一周时分作三次服，开水送下。

治小儿腰生白蛇、□□□者，急早治之，用醋调二三分，擦之即愈。

治无名肿毒，用醋调敷患处。

治疮毒发背、疔疮初起，陈醋调敷，溃处擦上，去腐生肌。

治小便痔疮，撒上即愈。

治蛇头疔，又一切疔疮，用鸡蛋一个，开小孔，去黄留清，用药五厘入蛋内搅匀，套患处。

治跌打损伤、蝎蜇蛇咬破风，擦。

治妇人经水不调，或前或后，小肚疼痛，用二三分，元酒送下，盖被出汗，愈。

治汤烫伤火烧，用药擦之，如未破，用人乳或香油调敷。

孕妇忌用。

如意丹药共十一味

朱砂　雄黄　银朱　硼砂　白粉霜　天麻　血竭蟾酥

人参以上各六两　冰片九钱　麝香九钱

上药共为细末，水打丸，大如小米，朱砂为衣。

此丹：

治伤寒感冒，头疼身痛，增[1]寒壮热，葱须汤下。

治风寒咳嗽痰喘，姜汤下。

治初起恶疮，五疗恶毒等症，俱用葱须、黄酒热服取汗。

治中风不语，姜汤下。

治口眼歪斜、手足麻木，姜黄桂枝汤下。

治腿脚疼痛，桑寄生牛膝汤下。

治瘟症，疹子不出，葱、姜、黄酒送下。

治疟疾，草果槟榔汤下。

治胃寒气冷，姜汤下。

治咽喉胸膈疼痛，桔梗柿蒂汤下。

治虫症心胃疼痛，槟榔汤下。

治白痢，吴萸汤下。

治红痢，银花汤下。

治禁[2]口痢，石莲子汤下。

治泻痢，黄连汤下。

---

① 增：通"憎"，厌恶。长沙马王堆汉墓帛书《战国纵横家书·朱己谓魏王章》："夫增韩，不爱安陆氏，可也。"

② 禁：通"噤"，牙关紧闭，口不能张貌。《素问·至真要大论》："诸禁鼓栗，如丧神守，皆属于火。"

治水泻，车前子汤下。

治饥饱劳碌，沙参汤下。

治水臌，葶苈汤下。

治气臌，木香柿蒂汤下。

治疟腮，嚼化一丸。

治酒毒，陈皮汤下。

治大小便不通，蜜水下。

治偏坠，小茴香汤下。

治小便尿血，车前子汤下。

治白浊下淋，葱须汤下。

治颠①痫急疯，姜汤下。

治痰症，姜汤下。

治鬼迷鬼魇鬼叫，桃仁汤下。

治初热出汗，白糖汤下。

治转筋霍乱，木瓜汤下。

治产后血迷，炒荆穗汤下。

治子死腹中，白芥子汤下。

治产后腹胀，厚朴汤下。

治产后见神见鬼，当归汤下，焙荆芥亦可。

治小儿痘疹，麦芽汤下。

治蝎蜇咬，黄酒下。

治牙疼，姜汤下，含一粒在患处，亦可止痛。

治跌打损伤，坠马不省人事，黄酒或童便下。

---

① 颠：旧同"癫"。

治杨梅初起，姜汤黄酒下，热服取汗，再照样进一服，次用滚水下。

治火烧汤烫，服一服，大毒不致内攻。

治小儿有积，用一丸，乳积、食积、风积、惊嘘等症，无有不效，并治一切辨不明之症，滚水送下，大人服五七丸，小儿服三二丸，随症调引。

孕妇忌服。

痧灵丹药共十七味

麝香一钱　冰片五分　木香　丁香　檀香以上各三钱　生军　茅术　麻黄　蟾酥以上各一两　苏叶　薄荷叶　硼砂　藿香　牙硝　甘草以上各五钱　朱砂　雄黄各一两五钱

上药共为细末，水打为丸，朱砂为衣，磁瓶收好候用。

此丹专治猝中寒暑，骤然脐腹疼痛、阴阳反错、坐卧不安、吐泻转筋、手足厥逆，并呕泄不出、猝然难忍者。先用二三丸，研极细末，吹入鼻中取嚏，或纳舌下待发麻时，吞下七九粒，阴阳水送下。

治山岚瘴气、夏月途行及空心触秽，口含三粒，邪气不侵。

治感冒风寒、头疼恶心、肚腹胀闷及风痰等症，用葱胡黄酒汤送服。

治痈疽发背、疔毒恶疮及蛇蝎毒虫所伤，研末，好酒涂敷患处，立见神效。

治小儿发痘不出、闭闷涩滞及痰涎壅盛，及老人腹胀、噎嗝等症，俱用灯心汤或凉水加倍调服，大有效应。

治小儿急慢惊风、天吊反张、两腿强直、两目翻白、牙关紧闭，不能服药者，即用三五粒研极细末，吹入鼻内，即刻苏醒转动，随吹此药，调汤灌之，无不立验。

治遇有自缢人，轻轻解下，速将此丸研极细末，吹入鼻内，如口腹尚温者，必有嚏，皆可复生。

治跌打损伤、惊悸气闭、鬼魅魇死及气急闭结、溺死、痰厥、冷厥，不省人事者，只要略有微气，皆可将此药研极细末，吹入鼻孔，有嚏更好，或用姜汁水灌下，冀可复活。即活之后，仍请名医调理，此乃救世仙方，将此丸贮瓶常佩在身，随时遍施，普济急危，是所切望。

万应丹药共七味

巴豆霜加倍　川乌　乳香　姜黄　槟榔　雄黄　朱砂以上各等分。巴豆霜加倍

上药共为细末，水为丸，如绿豆大，开水送下。药之多少视症之大小服之。

此丹能治停水停食、上焦火盛、中焦停滞、下焦火泻干燥、瘟疫热病、霍乱一切等症，概宜用之。三五丸、六七丸皆可，药到病去，其效如神。或有用多之时，饮凉水一口，立能解矣。倘药力不足，再接服一二次，其效立见。

立马回生丹药共八味

血竭　没药　朱砂　冰片　蟾酥碗炖化　麝香　人言①豆腐撒毒。以上各等分　草乌头用汁

---

① 人言：即砒石。

上药共为细末，草乌汁水为丸，如麦粒大。

此丸能治一切诸症，开列于后。

治单双锁喉。

治新旧瘰疬。

治外痔未漏。

治诸瘤尚小。

治鱼口。

治便毒。

治臊疳。

治诸癣。

治痒疥。

治蝎蜇。

治蛇头指肿。

治乳核、乳岩，一切乳上红肿。

治蛀疳热疖。

治红丝疔毒。

治杨梅结毒。

治对口初起。

治发背初起。

一切无名肿毒，干醋研上一丸，葱白汤送下一丸。

万应神丹药共二十一味

藿香一两　茯苓一两　枳壳五钱　泽泻八钱　猪苓五钱　白芷三钱　薄荷三钱　黄芩五钱　紫苏五钱　竹茹一两　陈皮五钱　曲炭八钱　滑石八钱　厚朴五钱　知母五钱　姜连五钱　香茹三钱　桔梗五钱　甘草三钱　雄黄三钱　朱砂三钱

上药共为细末，炼蜜为丸，每丸三钱，朱、雄为衣，一丸一服，姜汤送下。

此丹能治时症、上吐下泻、沙气瘟疫初发、身体不爽、内中不利、一切滞气、烦闷等症，服之自然身安体泰，诚为济世之良药也，医家当重之。

胎产金丹药共二十四味

党参四两　茯苓五钱　白薇五钱　藁本五钱　五味子二钱五分
艾炭五钱　川芎五钱　白术五钱　粉草三钱　沉香一钱五分　当归一两　丹皮五钱　元胡①七钱五分　香附一两　赤石脂五钱　熟地五钱　乳香三钱　黄柏一两　没药三钱　青蒿叶五钱　鳖甲一两　桂心三钱　益母膏一两　鲜河车一个，正顶

上药共为细末，将河车以银锅用黄酒煎制，再以药末合为一律，炼蜜为丸，一钱重，一丸一服。

此丹安胎种子、养血调经，胎前产后一切杂症以及诸虚百损，服之无不立效。诚女科之圣药，孕育之良方。力可回生，功同再造。凡服者，务对症用引，开列于后。万无违误，以致罔效。

治临产，米汤化服一丸，助精神、壮气力，易于分娩。

治产后，童便老酒化服一丸，无血晕之患。

治行经之后，当归汤化服一二丸，受胎安稳。受孕后，每月白米条芩汤化服一二丸，其胎坚固。

治屡经小产，当归熟地汤化服一二丸，永不坠落。

---

① 元胡：即延胡索。

治胎动不安，白莲花瓣汤化服。

治劳役坠损，小黄米汤化服。

治胎漏下血，藕节棕灰汤化服即止。

治妊娠脾胃虚弱、中气不足，人参汤化服一二丸。

治妊娠赤带，红鸡冠花汤化服；白带，白鸡冠花汤化服。

治妊娠腹痛胀满，木香磨水化服。

治妊娠腰腿酸痛，桑寄生汤化服。

治妊娠转胞、小便不通，琥珀磨水化服。

治妊娠四肢浮肿，桑皮汤化服。

治妊娠子胀，香附大腹皮汤化服。

治产后儿枕痛，山楂好酒黑糖汤化服。

治产后乳汁不行，好酒当归山甲汤化服。

治横生逆产、子死腹中，当归川芎汤化服。

治胞衣不下，红花益母草汤化服。

治头胎交骨不开，龟板汤化服。

治子痫抽搐，钩藤汤化服。

其余经脉不调、月事参差、癥瘕积聚、干血劳伤、子宫虚冷、血海枯竭，一切妇女百病，用好酒化服，服后起居饮食、风寒气恼俱宜谨慎调理，为至要也。

飞龙夺命丹 药共十三味

轻粉五分 麝香五分 白砒五分，醋裹火煅 白矾煅 辰砂 血竭以上各一钱 雄黄 蟾酥 乳香 没药 寒水石煅 铜绿以上各二钱 蜗牛二十一个，连壳

上药共为细末，先将蜗牛捣烂，合药末为丸，如绿豆

大，每服二三丸，葱白、黄酒送下。

此丹能治诸疔、发背、脑疽、乳痈，一切无头肿毒、恶疮。每服一丸，用葱白三寸，先令病人将葱嚼烂，吐在手心，男左女右，以药裹在葱内，用黄酒温热送下，以被盖之，汗出为度，不汗再服。避风最要，宜慎之。

卧龙丹药共七味

灯心灰二十两　　细辛四两　　闹羊花六两　　犀牛角一两二钱
猪牙皂六两　　麝香二两　　冰片二两

上药共为细末，磁瓶收住候用，勿令泄气。

此丹能治夏令暑中热症，甚至垂危无救，亦有起死回生之妙。随症用引，开列于后。

治中寒中暑、感瘴触秽、中满心烦、头目眩晕、胸腹急痛，鼻吸此丹即效。

治外感头疼、绞肠、霍乱、痧气等症，用丹吹入鼻中，自愈。

治自缢、二便不通、心目发热、大人中风中痰、小儿急慢惊风并伤寒邪热，鼻吸取嚏即效。

治瘟疫厥逆，并中邪中恶、不省人事等症，速用苇管，连吹鼻内取嚏，即愈。

治文武痴痫、痰迷心窍及天行时疫、吐泻、四肢厥逆之症，滚水送一二分，神效。

治痈疽发背、无名肿毒、疔疮顽癣，用醋调涂上自痊。

治妇人乳疮、小儿丹毒、疳疮，清水调敷即效。

治风火牙疼、走马牙疳，用丹擦之，甚效。

治蜈蚣蝎蜇毒气，用酒调涂即安。凡遇六畜中疫，以此丹吹鼻孔或调灌，立效，亦利物之一助也。

种子神丹药共十六味，另名坐药

紫梢花　川花椒　枯白矾　洋朝脑　海螵蛸　石龙骨煅　牡蛎粉煅　吴茱萸以上各五钱　高良姜　公丁香　肥干姜　广木香　香山奈　香甘松　薄官桂　蛇床子以上各三钱

上药共为细末，生蜜为锭，形如牙枣，重三钱，阴干，不宜日晒，并不可入口服。

此丹本非食物。用法：待妇人信水净后，坐药一丸，入子宫内，次日取出。再换一丸，换至十八丸，共计十八日，须等下月，不必用药，交媾自孕。然余室试用时，即于信水净后，用至十丸而止，本月交媾，亦得生男。世有只用三四丸，或五六丸者，亦获生女。大概多用生男，少则生女，总要夫妇无病，不虚不损，用无不验。盖用十八丸，犹待下月交媾者，原方旧法耳，可不必拘。用法不可不知，宜详言之。

此丸不可吃，惟坐用，以绸口袋用头绳拉紧，入妇人子宫内，外留绳长许，一日一换，至十八丸，未有不成胎者。虽有疾妇人，亦可生育也。

白降丹药共八味

朱砂二钱　雄黄二钱　水银一两　硼砂五钱　火硝　食盐　白矾　皂矾以上各一两五钱

上药先将朱、雄、硼三味研细，入盐、矾、硝、皂、水银，共研匀，以水银不见星为度。用阳城罐一个，放微炭火上，徐徐起药入罐化尽，微火逼令干取起。如火大太干则水银走，如不干则药倒下无用，其难处在此。再用一阳城罐合上，用绵纸截半宽，将罐子泥、草梗灰、光粉三样研细，以盐泥卤汁调极湿，一层泥一层纸，糊合口四五重，及糊药罐上，有二三重，地下控一小潭，用饭碗盛水放潭底，将无药罐放于碗内，以瓦挨潭口，四边齐地，恐炭灰落碗内也。有药罐上以生炭火盖之，不可有空处，约三炷香，去火冷定开看，约有一两余药矣。炼时罐上如有绿烟起，急用笔蘸罐子，盐泥固之。

此丹治疮疡发背，一切疔毒。用少许，疮大者用五六厘，疮小者用一二厘，水调敷疮顶上。初起者立刻起疱毒出，成脓者即溃，腐者即脱，消肿败毒，诚回春之妙药也。

红升丹 药共六味

火硝_{四两} 水银_{一两} 朱砂_{五钱} 雄黄_{五钱} 白矾_{一两} 皂矾_{六钱}

上药先将二矾、火硝研碎，入大铜杓内，加火硝一小杯，炖化及干即起，研细，再将水银、朱、雄研细，至不见星为度，再入硝矾末研匀。先将阳城罐用纸筋泥搪一指厚，阴干常轻轻铺之，不使生裂纹，搪泥用罐子泥，如有裂纹仍以原泥补之，极干仍晒，无裂纹方入前药在内，罐口以铁油盏盖定，加铁油盏上下，用铁鑻铁丝扎紧，以绵纸捻条蘸蜜周围塞罐口缝间，外用熟石膏细末醋调封固，盏上加炭火二块，使盏热罐口封固，易干也。用大钉三根钉地下，将罐子放钉上，罐底下置大炭火一块，外砌百眼炉。升三炷香，头一炷香用盛火，如火大则水银先飞上；

二炷香用大火①，看罐火以笔蘸水擦盏；三炷香火平罐口，用扇扇之，频频擦盏，勿令干，干则水银飞上矣。三炷香完去火，冷定开看，方知气足，盏上约有六七钱药，刮下研极细末，磁瓶收好候用。再预以盐卤汁调罐子稀泥，用笔蘸泥水扫罐口周围，勿令泄气，盏松有绿烟起，水银必走也。绿烟一起，即无用矣，经理者慎之。

此丹能治一切疮疡溃后，板毒去腐、生肌长肉。疮口坚硬、肉黯紫黑，用丹少许撒上，立刻红活，生机即转，不难取效于当前矣。

锭药门_{统九说②}

万应锭_{药共六味}

古墨_{十二两}　儿茶_{三两}　胡连_{三两}　麝香_{三分}　冰片_{三分}
牛黄_{三分}

上药共为细末，江米面为锭，赤金为衣，磁瓶收严，勿令泄气。

此锭能治等症，列后备载。

治诸般内蕴积热痰火上升，用橘红汤化服。

治惊风天吊、痰喘壅盛、周身发热、惊怍抽搐，俱用钩藤薄荷煎汤化服。

治痘毒、疹毒、口舌疳疮，金银花汤冲服。

治牙疳、牙宣、牙齿疼痛，黄芩栀子煎汤化服。

---

① 火：原作"半"，据前后文义改。
② 统九说：原缺，据目录补。

治瘟毒发疫、腮肿喉痛、乳蛾鼻疮，用连翘豆根贝母汤服。

治血热便血、痔疮，用槐花煎汤服。

治肝郁心胃刺痛、肋胁疼痛，用木香、沉香煎汤化服。

治无名肿毒、大便结燥、肛门生疮，用生军汤送服。

治妇女湿热下注①、风毒作痒，当归汤送服。

治暑热闷乱烦躁，阴阳水化服。

治骡马鼓眼、猫狗转筋生疯，俱用凉水灌之。

治各样疮肿，用醋调敷。

大人每服五六分，小儿三四分，用之其效如神。

紫金锭 药共七味

雄黄 三钱，末　朱砂 三钱，末　麝香 三钱，末　五倍子 二两，末
红大戟 一两五钱，末　山慈菇 二两，末　千金子 一两

上药各为末，合江米面为锭，收严为妙。

此锭能治诸般恶疔、无名肿毒、痈疽发背、毒虫蛇蝎。水磨浓敷，未成即消，已成即溃，兼治四时不正、天行瘟疫、山岚嶂气、雾露杀厉、解毒避邪，其功甚捷。

盐水锭 药共五味

火硝 一斤　皂矾 二两，煅末　朱砂 三钱，末　雄黄 三钱，末　黄丹 三钱

上药先将火硝溶化，再下皂矾，次下朱砂、雄黄、黄丹，搅匀，倒出为锭听用。

---

① 注：原作"湿"，据文义改。

此锭专治火眼初发，用水熬化，即热烫洗，宜避风寒，自愈；并火牙疼痛，用水煎化，口含漱之，顷刻吐出，再漱，如是多次，自然见效。凡疮初起，水磨羽蘸，圈头留顶出气。可消则消，若不能消不致散漫，必至有头易破而得痊矣。

蟾酥锭药共四味

朱砂一两　雄黄二两　麝香一钱　蟾酥一两五钱

上药共为细末，江米面为锭，银朱为衣，收严候用。

此锭能治诸疮初起，用水或醋磨敷，留顶出气，束住，不能散大，或消或破，自然顺愈矣。

蛤蟆锭药共二味

古墨一锭，香老　蛤蟆一个，三足

上药预备，至五月五日午时，将墨入蛤蟆口及腹内，用绳拴足倒吊，在阴凉之处，风干至干透取下收好候用。

此锭能解诸毒，凡一切毒气初发，或痛或痒、肿麻，用水磨擦数次，自有妙验，即圈疮亦见奇效。

白锭子药共五味

白降丹四钱　寒水石二钱　人中白二钱　银黝二钱　白及四钱，末

上药共为细末，以白及末打糊为锭，大小由人，不可入口，以醋研敷患处，如干再上，自能消毒。

此锭专敷初起诸毒，痈疽、疔肿、流注、痰包恶毒及耳痔、耳挺等症，治之皆有效验。

坎宫锭药共七味

京墨一两　黄连二钱　熊胆二钱　儿茶二钱　麝香五分　冰

片七分　牛黄三分

上药共为细末，用猪胆汁为君，加生姜汁，大黄水浸取汁，用醋不可多，合药成锭，用凉水磨浓，以羽蘸涂之。

此锭专治热毒、肿痛焮赤诸疮，并痔疮，擦之最见奇效。

离宫锭药共六味

血竭三钱　朱砂二钱　胆矾三钱　京墨一两　蟾酥三钱　麝香一钱五分

上药共为细末，凉水成锭，凉水磨浓，涂之留顶。

此锭能治疔毒、肿毒、一切皮肉不变、漫肿无头，擦之立效。

普济锭药共十五味

明雄五钱　巴豆四钱　紫蔻三钱　胆星二钱　牛黄二分　琥珀二钱　麝香二分　乳香一钱五分　没药一钱五分　陈皮一钱五分　木香一钱五分　牙皂一钱五分　郁金五钱　陈醋合匀　朱砂为衣

上药十三味，共为细末，用陈醋调匀为锭，朱砂为衣，如绿豆大。用药视人之壮弱大小为准，壮者三锭为度，弱者一锭为度，小儿半锭为度。服药之引，与所治之症，载列于后。

治心疯癫狂，郁金薄荷汤送下。

治黄病，茵陈汤送下。

治心烦肉跳，砂仁黄芩汤送下。

治酒伤，白糖水送下。

治咽干口苦，麦芽乌梅汤送下。

治淋症，灯心汤送下。

治胸中膨胀，枳实厚朴汤送下。

治腿疼，牛膝汤送下。

治水肿气臌，麦芽茯苓汤送下。

治咳嗽，杏仁汤送下。

治结胸，青皮桔梗汤送下。

治背疼，盐水送下。

治心疼肫肚，姜汤送下。

治头疼，清茶送下。

治二十四种气滞并心气疼，木香陈皮汤送下。

治二十六种中风，荆芥防风汤送下。

治左瘫右痪①、口眼歪斜，当归苍术汤送下。

凡服药之引，止用一钱为度，而用水煎之，不拘多少，乃服之者自为量之。

孕妇忌服。

---

① 痪：古壮字、古土字，笨拙。

卷四　贞部_{六门杂症附后}

蜜药门_{统六说①}

白玉蜜药_{药共六味，生脓肉用}

潮脑_{一两五钱}　轻粉_{一两}　法夏_{一两五钱}　川蜡_{三两}　冰片_{一钱五分}　猪脂油_{十两}

上药各为细末，先将脂油大石臼内，捣烂成泥，再以群药入油内，捣合均匀，磁罐收好，候症听用。

此玉能治诸疮破烂，去腐生肌，无脓者生之，有脓者肉长，并养血止痛，与疮大有利益，且板疮杨梅，一切恶毒破疮，或油纸或膏药，以抿杆抹匀敷上，四围要严，自然见效。

红玉蜜药_{药共八味，生肌宜用}

当归_{二两}　白芷_{五钱}　白蜡_{二两}　轻粉_{四钱}　紫草_{二钱}　血竭_{四钱}　甘草_{一两二钱}　麻油_{一斤}

上药先将归、芷、甘、紫入油内，浸三日，再用火熬好去渣，入血竭，下白蜡，候稍温再下轻粉，磁罐收好，候症听用。

此玉专能卫脓长肉，止痛定痒，可以活血生肌。凡疮破欲收口者，用之无不神效。

黄玉蜜药_{药共九味，败毒宜用}

黄连_{一钱}　黄柏_{一钱}　黄蜡_{二两}　大黄_{三钱}　白芷_{三钱}　当

---

① 统六说：原缺，据目录补。

归五钱　生地二钱　甘草二钱　麻油四两

上药将各味入油内浸三日，用火熬透去渣，再下黄蜡搅匀，候温，磁罐收好听用。

此玉专治热毒，一切火毒红赤。或用油纸，或用膏药，以抿杆打抹均匀，随症贴严，一日一换，不数日自能效验。

黑玉蜜药药共九味，养血败毒宜用

当归三钱　川芎二钱　赤芍一钱五分　生地二钱　川椒一钱　阿魏一钱五分　黄丹二钱　黄蜡二两　麻油四两

上方将药入油内，浸三日，用火熬好，去渣尽净，入丹，再下阿魏。化尽，继下蜡，候温，磁罐收严候用。

此玉能养血败毒，止痛去瘀。一切破疮，或油纸或膏药，抹匀贴之，一日一换，日久自能痊愈。

凉玉蜜药又名苦炼膏，败毒宜用

小蓟百斤，俗名苦菜

上药入大锅，用水熬开多时，去渣，将汁水炼成膏，以磁盆收盛。当夏令时，及夜间晴天，以盆置于当天，接取露水润之，以去火毒，用之愈觉其清解也。

此玉能消诸毒，如头上秃疮、肛门痔疮、四肢红赤肿痛、暴发火眼、头疼、夏令所生痱毒，凡一切炎火病症，敷之无不消散，而热毒灭、身体安矣。倘有破烂病症，用之嫌其杀肉疼痛，必须用猪脂油合药捣匀用之，自然皮润毒败，不致于觉痛矣。医之者，宜斟酌施之。

青玉蜜药又名马齿苋膏，提毒去腐生肌宜用

马齿苋百斤，俗名马苦菜

上药入大锅，用水熬透多时，去渣，将汁水炼成膏，以磁盆收好。在夏令时及夜间晴天，置盆于当天高净处，接取露水以解火毒，用之自得其天时之气，以润养也。

此玉能提诸毒。凡疮属阴者，或毒气内入，或黑色不起，或小儿豆疗、黑癍，敷之自得其生发变动，皆可转祸为福，万无一失之虑矣。倘有破疮敷之，恶其疼痛，加猪脂油合膏，入石臼内捣至匀腻时，用抿杆抹在膏上，对症贴之，不数日自得效验，而无疑焉。医之者多矣，备载于后以记之。

治发背诸毒，马齿苋一握，用黄酒煎服。汗出再服，热退去腐，三服即愈。并用渣加蜜捣烂敷之。

治多年顽臁疮疼痛，不收口者，用此敷之，一日一换。三日后腐肉已尽，红肉见生时，再用生肌药养之，而口自敛矣。

治面肿唇紧，以膏汁涂之，自愈。

治妇人脐下生疮、痛痒连及二阴者，用苋四两，青黛一两，研匀敷之。

治湿癣白秃，取石灰末炒红，用苋汁熬膏，调匀涂之，自愈。

治丹毒，加蓝靛根和捣敷之，即愈。

捻子门统四说①

蟾酥捻药共五味，呼脓宜用

寒食面一钱　蟾酥末一钱　寒水石一钱　巴豆二钱　白丁香一钱五分

上药共为细末，炼蜜搓捻晒干，可粗细长短，皆宜预备以防临症之用。内心必当用好纸捻，方可得用，不致于化消矣。

此捻能呼四围之毒脓，无脓者生之，有脓者聚之，疮口小自能展大，疮口大即可呼出，然后接上调治之药，自能痊愈矣。

纸捻子四色皆可用

西毛纸　高丽纸　毛头纸　绵纸

上纸各色搓捻，取其有筋骨，可粗可细，久而不化。别纸糠而无力，用之恐其随脓水化消而流出矣。

此捻专治开疮，恐其疮口复蒙而不通，用捻投入，以泄其毒。又可以捻蘸药面，送于深处，以疗其病。其益甚多，不可尽述，医家临症，宜细思之。

捻子面药共七味

巴豆二钱　蟾酥一钱，末　寒食面一钱　寒水石一钱　白丁香一钱五分　麝香一分　冰片一分

上药共为细末，磁瓶收严，勿令泄气，候症听用。

此面能治疮口破烂，大片不成疮口势样情形，捻子皆

---

① 统四说：原缺，据目录补。

为无用，止可以捻面撒上，再用蜜药、膏药，按法盖贴严紧，内中自然得力于药矣。卫脓长肉，去腐生肌，日日如法调理，而取效犹反掌也。

捻子丸药方同前

上药共为细末，炼蜜为丸，小者如小米，大者如豆粒，随势用之。

此丸专治疮口浅而小者。用捻有伤好肉，痛而见血，必须用小药丸塞入，以膏药合玉药贴而盖之，次日疮口自然见开展，再用药以理之。疮口若大而浅者，亦不必用捻子，惟以大粒丸随势投入，上盖膏药以卫之，而药力发生得施，乃病症自然易痊矣。

敷药门统八说①

消散法

如意金黄散散药门备载

上药用蜜水调，或凉水调，敷之自能消散。

此方专治毒火红肿，一切暴热、阳升发表之症，按法敷之，屡敷屡换，久之即可火消毒散，收效于一日矣。

败解法

白矾一两，煅　鸡蛋一个，用清

上药将矾煅枯为末，用蛋清调浓敷患处，及干即换。

---

① 统八说：原缺，据目录补。

此方专解一切热症，项上左右生疙疸①，或红肿或疼痛，或妇人乳上生疙疸，不论大小软硬，若以此法敷之，及干即换。患不数日，自然复元矣，何用苦累岁月而不安哉。

化坚法

四虎散 散药门备载②

上方共为末，用猪脑同捣，遍敷疮顶，留尖出气方妙。

此方专治疮疡肿硬皮厚、不易生脓、不疼不痒欲转阴者。急按此法敷之，常常理之，不可间断，自能转祸为福，而奏凯不难矣。

清毒败火法 药共二味

绿豆粉一两　鸡蛋清一个

上药将粉为末，用蛋清调匀，即用飞罗面调匀亦可，扫上一层，候干再扫，扫敷及不数次，自能消化矣。

此法专医一切火毒痈瘤疙疸，红肿疼痛之症，按法治之，无不神效。

化毒清热法 药共二味

马齿苋八两　白蜂蜜四两

上药先将齿苋用锅以水熬开，候半刻时，去水待净，人石臼内，加蜜捣匀，起出置磁器收好，用湿布盖严

---

① 疙疸（da）：即疙瘩。
② 此方散药门未载。

候用。

此法专理破烂脓水臁疮，红肿湿毒热疮，有毒不外出，年久不清，辨不甚明者。以油纸摊匀，对症敷上，候干即换，日久自能病去复元，万无差错。务必忌食发物，至嘱切嘱。

除汤烫火烧毒法 药共二味

雪水三九好　生菜磨盘好

上药先将冬令三九雪用净坛装满，封口置间处。存至五月五日，以生菜入于坛内，合雪水相拌均匀，仍封口听用。

此药专治一切汤烫火烧。将此汁捞出敷患处，及干，以羽蘸雪水频频扫上，自然毒消热除，必然取效于当时矣。

散风去寒法 药共四味

大葱十根，连须　姜二两　盐二斤　小茴香二两

上药先将盐用大锅炒极热，再入葱、姜、香拌好，以布缝口袋，手巾形大，即以装内，分为二袋，临症听用。

此药专治风寒感冒。若胃气虚寒、受凉疼痛者，或肚腹沾凉、受寒太重者，必致疼痛攻心，不能忍耐，急用此药袋。上焦置上焦患处，中焦置中焦患处，下焦置下焦患处，以热蒸之，药袋稍温即换，二袋频换。药如稍凉，再以锅炒热。如此调理不数次，自得痊愈矣。此法诚医家之善术也。

避火生肌法

石灰一块

上药用开水冲，澄清去渣，以箸搅打匀腻，挑上患处为妙。

此法专治热水烫伤，有疱先将疱刺破，放出毒水尽净，即以此药扫上。无疱者，亦以此药频频扫之，而热毒消退，乃肌肉长出，自然痊愈矣。

拔治门 统七说①

拔法论

凡用拔治，皆属阴症。若症生半月之间，不发不溃，坚硬如石，毒脓深入，不能外溃，势重如负石，毒渐溃好肉，心欲生烦躁者，方用拔法治之最妙，令脓血得门而出，乃毒气自然消散矣。先将疮顶用铍针开三孔，量症之高矮，多者寸深，或半寸深，品字势样。脓鲜浓者吉，紫黑者难，或用竹筒拔，或用磁罐拔。用竹筒法，宜药水煮好，乘热合上；用磁罐法，宜油捻燃入罐内，乘火气合上。拔候片刻，而脓血自然由疮孔渐出，聚于拔器内，患者稍觉疼痛，即将拔物落下。视其脓血，红黄鲜明者顺，易治也；紫黑清淡者逆，难理也。医家临症，当斟酌施之。

---

① 统七说：原缺，据目录补。

煮竹筒方药共八味

羌活　独活　紫苏　蕲艾　菖蒲　白芷　甘草以上各五钱　连须葱二两

上药用水十碗，取嫩竹一段，长七寸，圆口一寸五分，一头留节，刮去皮，厚约分余，靠节钻一小孔，以木塞严，置药水锅内熬数十滚，将药水锅放患人榻前，将筒取出，去净药水，乘热对疮顶针孔急合，按紧自然吸住，待片刻药筒渐温，拔去木塞，其筒易落，再用膏药等盖贴之，勿令受风。脓血不净，次日再理。此治阴症挤脓不痛之良方也，切勿忽之。如阳症不必用此法，恐伤气血而无益也。慎之！慎之！

药筒拔法论

大凡拔法与挤治，甚易而且益。夫挤不过借手力，推而逐之，横疗也；乃拔由外而入深以提出，坚治也。又有筒以拢其气，且用药以煮之，无非取其阴以转阳，诱其毒气外出发现，而易疗耳。不然，何必取竹分老嫩，视筒有寸分，煮筒有药方，而且用筒又有使法？言精说细，善至善也。所以阴可反阳，逆可转顺，欲调其患之易痊，实保其命之延生也。治法之速，莫善于斯矣，而施医者盖请尝试之。

竹筒拔法论

且夫竹筒与药筒异，药筒其力柔而缓，竹筒其性猛而速。乃阴症毒沉，宜徐徐然缓换以提之，故用药筒为佳；暴症毒凶，必当疾疾然速取以吸之，故用竹筒甚妙。竹筒形式相同，而稍长三二寸，亦一头留节，离节三二寸钻一小孔，塞木条要严，中间用木棍，一头按或皮或布之堵头，一头由竹节中间钻一窟窿，穿过透出木棍头，用手把住木棍，将堵头抽竹筒内寸余，再将筒口扣在疮口上要严，用右手扶住筒，左手将大棍望①后拔，不可太猛，猛者有致伤人。吸住时稍停片刻，将木棍抽过木塞之孔，拔去木塞而竹筒自然落下，疮中之毒物即在筒中矣。视之，便知其症之吉凶难易也。医家临症，当自揣之。此法不可轻用，量以行之。

竹筒形式

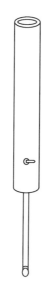

磁罐拔法论

今夫磁罐，又与竹筒异矣。竹筒无非疗疮，大有裨益。

---

① 望：向，朝着。

乃磁罐之利，不仅有益于疮症，而且与诸班之寒症，亦有可取之处。盖用罐之法，亦当将罐钻一小孔于靠底处，以木塞紧紧塞之，防其欲落之难，如难即拔去塞，而罐自落矣。如用之，罐底宜向下垂，或对侧边，万不可以底向上而罐口朝下，恐其火落在肉皮有伤患者，非徒无益，而反害之。用火拔者，温以取之，令阳气流通于内，而毒气随走于外，渐渐蒸发，生机自有，治不难矣，即治寒症亦然。火者阳气也，寒者阴气也，寒用火以煨之而寒自消，阴用阳以暖之而阴自转，乃必然之理也。再有磁罐拔而取之，无论食寒、风寒、凉寒等症，皆不难奏凯于目前矣。

罐式①

磁罐式样，大者茶钟同，俗云火罐。

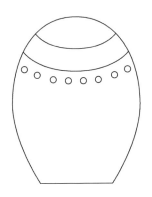

---

① 罐式：原缺，据目录补。

净秽方运通治

白滚水多少自便

上方，其性最清而净，能涤荡有功。将凉水灌在壶中，熬开酌盆中，用帛尺余印湿，乘热塌洗数次，自觉舒展，气血流通，而脓血秽污皆得尽去。再用膏药、蜜药与随医之药，按次施之，断无不效之理，宜自思之。

去毒方除污治

食生盐五钱

上方其性至和而咸，能杀毒得宜。将盐用水一大碗，熬开酌盆中，用旧绸②尺余浸湿，频频撩洗数回，而秽气污物自得败去，再为如法治之，日日不能间断，何得不速效也哉。

消敛方禁散治

白明矾三钱

上方其性至涩而敛，能消解甚妙。用水一大碗熬开，或服或烫，随便自用。倘遇瘤症，令其饮之，必觉其甜，定是瘤也。即按瘤治，万无一误。偶有蚊螨毒物伤人，必然作痒难忍，用大块生矾，吐津以擦之，自得见效。至疮溃多日，见生好肉，若以此常常洗烫，大半亦觉生痒，欲

---

① 统十一说：原缺，据目录补。

② 绸：古通"绸"。

收功也。愈痒愈烫，与初起作痒者甚异。初起者之痒，先痒而后疼，不可当也，医之者宜自辨之。

解释方清解治

粉草三钱

上方其性甘而至和，能化诸毒，至善之品。用水一大碗，将药入水内，置沙吊内熬开，斟盆中，或洗熏溃疮，或洗敷药之症。洗溃症去腐洁净，洗敷药化毒亦良。患症者，以此每日熏洗无间，未溃者可以易溃，已溃者亦可早为见效，诚乃药中之君子也。

败散方斩毒治

小蓟一两，俗名苦菜

上方其性苦而最寒，能败诸毒，迅速之至。用水一大碗，熬开斟盆内，或头上秃疮、肛门痔疮、小儿胎毒，如能频频洗烫，自见奇效。以及内热大肠火盛，即以此作菜生食，亦无不见效之神也。俗云：用力少而成功多。其斯之谓乎。

提出方反阳治

马齿苋一两

上方其性滑而甚凉，能提诸毒，速而且妙。用水熬滚开去渣，置盆内，无论阴症阳症，溃与不溃，熏烫不数次，必然反阳，断无不红且润之理。及恶症已溃者，常以此洗之，亦能去腐生肌，长肉收口，最为良善，语不虚也。

散消方_{开散治}

花椒_{三钱}

上方其性麻而多散，能解毒甚良。用凉水煎滚开一大吊，以旧帛蘸洗，凡一切湿毒干毒，蚊蠓叮咬，起小痱疮疙疸，红肿疼痛，不能自消，宜用此方。烫解以散之，自然毒散疼解而退消复元矣。

解毒方_{去热治}

绿豆_{一合}

上方其性凉而至清，能解热最良，用水煮滚开熟透时，大凡内热或暑气，皆可饮而食之，其热自消。即外症，当夏令暑热多生大小痱疮、毒物等症，以此常常沐洗，其热亦能退去，不用药品而功自收矣。

溻肿方_{蒸熟治，药共五味}

独活　白芷　当归　甘草_{以上各三钱}　葱头_{七个}

上药五味，以水三碗，煎至汤醇，滤去渣，以绢帛蘸汤热洗，如温再换，三次为止。

此方专治疮疡初起，肿疼难忍，不能即溃之时，以此汤熏洗，以令其速熟易溃。每日无间，溻至疮内热痒为度，自能溃破而毒出矣。

助气脱腐方_{止痛活血，药共七味}

黄芩　甘草　当归　赤芍　白芷　蜂房　羌活_{以上各等分}

上方共为粗末，看症之大小，定药之多少。先将猪前蹄一只，用水六碗，煮蹄软为度，将汁滤清，吹去汁上油花，用药末一两投于汁中。再用微火煎十数沸，滤去渣，候汤稍温，即用方盘一个，靠身于疮下放定，随用软绢蘸汤淋洗疮上，并令孔内，轻手擦尽内脓，使败腐宿脓随汤而出，以净为度。再以软帛叠七八重，蘸汤勿令大干，覆于疮上，两手轻按片时，帛温再换，如此四五次，可以流通血气，解毒止痛去瘀也。洗完用帛沾净，随即以应症之药贴上，按次理之，自有奇效。

此方专治痈疽诸毒流脓者，熬好洗之，以助肉气。消肿散风，脱腐止痛，去恶肉，活死肌，润疮口。如腐尽者不必用之，当以米泔水热洗之，令疮洁净，不可过洗，过洗则伤水，皮肤破烂，难生肌肉敛口矣。医之者，当自思之。

熏洗总论

今夫熏者，蒸也；洗者，浴也。蒸，因其生硬而毒聚难泄，热蒸以解之，自能熟而且软，散之由也。洗，因其污秽而气臭易坏，汤洗以浴之，自然洁而又净，愈之机也。乃涤荡之功，亦疮疡必不可少之术，然又不可太偏。盖熏洗不过逐其邪，去其瘀，以除臭气而已。若欲助气，生肌长肉，收口复元，而又有说焉。举熏洗之法，不过每日一次则可矣，多则伤水，恐又有虑焉。一则泄气致虚，再则肌肉难生，而收敛更恐迟缓矣。医家临症取之，当慎揣之。

收功门 统十五说①

疮疡复元论

大凡疮之起也，发于皮外；疡之生也，出于皮内。皮外之发，或成个、或成片、有干者、有湿者，种种不一；皮内之出，有大患、有小患，在要处、在常处，样样有别。盖疮疡之起，故与痈疽大不相同，而疮疡之苦累，亦不为细事。在患之者，阅一时而如故，再阅一时而仍如故，昼夜延迟无所底止，苦之至也。在医之者，历一治而稍痊，更历一治而又稍痊，医药相催，终朝奏凯，乐之极矣。乃谁敢吃发物而令其犯乎？谁敢手舞弄而令其重乎？谁敢起欲心而令其反回乎？当留心于饮食，忌口以养之；当小心于指手，安静以待之；当惊心于嗜欲，节制以防范之。轻者月余，重者百日，方可谓之复元，而无返还再犯之忧也哉。

痈疽痊愈论

今夫人之一身，全赖气血流通乃育。忽有时血滞而不能周流，凝聚于肉间者，发而肿焉，是为痈症；又有时气阻而不得运通，闭塞于骨里者，毒而生焉，是为疽症。惟痈疽二症，性命攸关，非同微末小样者可比。择其易知易明者，举一二指而示之，有如左右搭、腰腿痈、透贴骨、腋甲疽，俱属巨患而难疗。漫云：当之者，旦夕缠绵，动

---

① 统十五说：原缺，据目录补。

卧维艰，疾苦之壮，日积月累，时时均非好受之境界。即治之者，手眼精求，调理得宜，疗看亦殷，经旬成岁，事事俱为不易之施治。倘若遇其症而得其人，患之者故为甚幸，而治之者亦觉其快。循规蹈矩，不厌精求，步步皆不失至当，而一旦痊焉，可喜可贺，然而忧尤不可忘也。如其反之，气已虚矣，宜助而不宜再虚，反焉而不易助；如其反之，血已亏矣，宜生而不宜再亏，反焉而不得生；如其反之，精神已短少矣，宜养而不宜再短少，反焉而不能养。可畏哉，当谨于饮食而不可妄吃；可虑哉，当慎于举措而不可轻动；可禁哉，当禁于色欲而不可放肆。无论男女老少，大抵相同。轻者不能收效，累在终身；重者不能延生，归入黄泉。少则当经心①百日，多则当保养三载。盖气可以足，血可以生，即精神亦自然扩而充之矣，焉有不痊愈也哉。当局者万勿忽诸。

疮疡痈疽起发收效总论

今夫天下之人身，全体具育，不过皮、脉、肉、筋、骨五层而已。而五层之间，各层皆有气滞血凝、毒聚之发，轻重大小、深浅久暂之别。各有所说，皮外者为疮，皮内者为疡，肉上者为痈，肉下者为疽。概不能预定其起于何时，发于何处，无论巨细常变，生之必由所感，起之必有所因。而因与感又有分焉，有内因，有外因，有不内外因。内因己之所为以感之，外因天之所致以感之，不内

---

① 经心：留意，留心。

外因事在己而不由己之所施以感之。假令春必暖、夏必热、秋必凉、冬必寒，是时之得其正也。而暖多偏焉，竟不若春之暖；而热多偏焉，竟不若夏之热；而凉多偏焉，竟不若秋之凉；而寒多偏焉，竟不若冬之寒，是时之失其正也。倘人得其正气以感之，必然滋养，因之身安而体泰焉；受其不正气以感之，必然受侵，因之灾生而病至焉，是外感也，故云外因。乃人耳能听、目能视、鼻能闻、口能食、心能思、意能起。而欲听其非礼，不能勿听，好之感也；而欲视其非色，不能勿视，恋之感也；而欲闻其非香，不能勿闻，嗜之感也；而欲食其非珍，不能勿食，贪之感也；而欲思其非事，不能勿思，私之感也；而欲起其非念，不能勿起，邪之感也；是内感也，故云内因。有如人之饮食不节，起居不慎，劳碌不辞，过失不断。不节则必过度，而脾胃因之有感；不慎则必无拘，而精神因之有感；不辞则必太劳，而筋骨因之有感；不断则必错误，而心气因之有感；是不内外感也，故云不内外因。吾尝仰观俯察天地间，毋问其何等患症，莫不因感而生。漫云细微小症，固不必枚举而详论，而怪壮奇异之症，亦属颇多，实难尽言。无非论阴阳气血，相因相感之理，以视其轻重顺逆之情，再言其难易吉凶，疗而施之，以令重者转轻，逆而顺焉。即难者亦不难矣，何凶之有哉？吉莫吉于斯矣，医家之术，作如是观焉可也。

收功宜忌论

眼科诸症，宜戒食辣物，忌之。

喉科诸症，宜戒食甜、咸、辣三味等物，忌之。

产科诸症，产前宜戒热物，产后宜戒凉物，忌之。

妇女科诸症，宜戒酸物，严防忌之。

整骨科诸症，宜戒劳动，谨慎忌之。

针法科诸症，宜戒食小米饭，忌之。

痘科诸症，宜戒下泻，忌之。

疹科诸症，宜戒寒凉等物，忌之。

男女诸科寒症，宜戒散法治，忌之。

外科诸症，宜戒发物、反生物、倒发物、开灿物，难愈、败坏等情，严加忌之。

发物

牛羊、驴马、海物等。

反生

鸡肉、鸡蛋等。

倒发

洋药、烧酒等。

开灿

螃蟹、猪头等。

难愈

磕撞、劳苦、惊伤等。

败坏

色欲、房事、遗精等。

临症预知 不分男女，用药得当

火症不宜敛，当散治；寒症不宜散，当暖治；虚症不宜降，当补治；实症不宜补，当下治；壮者不宜补，当降治；弱者不宜泻，当润治；老人不宜寒，当调治；少人不宜热，当清治。

收功总论

今夫人之所生，气血为主，忽有时灾患以戕之，则气血必至于伤焉，伤则亏也。然轻小之症，即受其戕害，亦为日无多，固不必述之笔端。惟非常之异患，倘逢其折磨，实属难当，则宜详之卷末。盖气血内亏，遂致筋骨不足，因之神色败颓，非安心以养之，则收功难速。果静处以居之，则收功易快。设若违其论，背其理，止知任其性之所至，竟不按其法以育之，且不顺其情以调之，盖但医家尽弃其前功，即患症者亦不易脱其危难矣。则已收功者，可漫不加察，而勿各惊其心哉？至嘱！切嘱！

神方①

安神丸药共十三味，调养神方

当归身二两，酒炒　熟地黄二两　茯神一两五钱　远志肉一两，去心　酸枣仁一两，炒　炙黄芪二两　人参一两　柏子仁一两五钱　上桂五钱　白芍药一两，炒　北五味五钱　小橘红一两　粉甘草五钱

上药共为细末，炼蜜为丸如桐子大，每服三钱，早晚白滚水送下。

此方能安神益气，治心虚血短、触事多惊及常醒不

① 神方：原缺，据目录补。

寐。常常服之，保养日久，神气自然充足矣。

资生丸药共十五味，调养神方

杭白术　薏苡仁炒　怀山药蒸　白扁豆炒　北桔梗　白茯苓蒸　白豆蔻去壳,煨　炒吴曲　大麦芽炒　香附米　西砂仁去壳　净芡实炒　广橘皮　粉甘草以上各一两　白莲肉四两,去心

上药共为细末，炼蜜为丸如桐子大，每服五钱，早晚空心，白滚水送下。

此丸能治脾气怯弱、食后反饱，令人神清气爽，易于复元。

益寿丹药共八味，保养神方

何首乌赤白各一斤,黑豆拌蒸晒　茯苓赤白各一斤,人乳拌蒸晒　川牛膝八两,酒炒　怀山药四两,姜汁拌炒　破故纸四两,黑芝麻拌炒,去麻不用　杜仲八两,去皮,姜汁炒　菟丝子八两,酒炒　甘枸杞八两

上药共为细末，炼蜜为丸如桐子大，每服七十丸，盐汤或酒，早晚空心送下。

此丹能乌须延年、生精补髓，阴虚阳弱无子者服至半年，即可有子，其效如神。

莲薏粥药共三味，调养神方

白莲肉一两,去皮心　薏苡仁一两　白米一合

上药共为粗末，每晨一服，用水煮浓食之。

此粥能涩精、厚肠、除脾泄、健脾去湿、补肺清热，治脚气，疗筋疾，畅胃气，生津液，除烦恼，久食自然神效。

牛乳膏_{药共三味，补虚神方}

牛乳_{二斤}　怀山药_{一斤，研成粉}　杏仁_{一斤，滚水泡去皮尖}

上药先将共为细末成粉，拌入牛乳，用新磁罐封固，煮熟候用。每日空心酒调服之。

此方能补虚痨，又能助脾肺之不足，并益肾强筋，化痰利气，止遗精泻痢，除风散寒，顺气行痰，润燥消积，其功不能尽述之。

牛髓膏_{药共三味，补虚神方}

牛髓_{一斤}　白蜜_{一斤}　麦面_{三斤}

上药先将蜜炼，与髓和为一处，磁罐收存。再将白面炒熟，每面三匙，用髓蜜二匙拌匀，滚水或酒，每晨冲服。

此方专补虚损，活血舒筋、润泽肌肤、反老转童，实补助调养之妙方也。

回春丸_{药共十五味，复元神方}

乌龙_{通体全用，即乌犬骨也，连头至尾脊骨一条，不用水洗，黄酒浸一宿，再用硼砂五钱，和乳酥油渣骨，上火炙黄色为度，秤骨二十四两足，犬须一周年者佳，如犬走去阳者，不效。一犬不足，用二犬，骨务秤足分两为妙}　巴戟_{一两，去骨，酒浸}　石莲子_{一两，去壳}　枣仁_{一两，炒}　远志_{一两，甘草水浸，酒炒}　胡桃仁_{五钱，去皮炒黄}　石斛_{二两，要金色者}　桑寄生_{二两}　故纸_{二两，酒炒}　芡实_{一两，炒}　肉苁蓉_{三两，去鳞甲，酒洗}　莲须_{一两}　石菖蒲_{一两}　鹿茸_{一对，酥炙}　大茴香_{一两，酒炒}

上药共为细末，用黄酒打糊为丸如桐子大，每服三钱，或早或晚，空心黄酒送下。

此丸专能体健身轻、耳聪目明、乌须黑发、齿落更生、阳事强壮、丹田如火、百病不生，并能反①老还童。收功之后，大有裨益也。

避寒丹<small>药共四味，御寒神方</small>

雄黄　赤石脂<small>枯香者佳</small>　干姜<small>以上各等分</small>　白松香<small>分两随方</small>

上药共为细末，用蜜同白松香末为丸，如桐子大，每日空心黄酒送下，四丸一服。欲多食者，至十丸为止，久服即赤身入水亦不觉其寒凉矣。

此丹自能暖体，遇寒而不觉寒，传自仙家来，真乃神验也。

避暑丹<small>药共五味，去暑神方</small>

雄黄<small>研，水飞</small>　白石脂<small>水飞</small>　丹砂<small>黄泥裹烧，如粉研细</small>　磁石<small>水飞去赤，以上各等分</small>　白松香<small>为丸</small>

上药共为细末，用人乳同白松香为丸，如小豆大。每服四丸，清晨空心白滚水送下。

此丹服至三两余，当暑衣裘，暑气亦不能侵入，实乃仙传，颇有神验也。

长春丹<small>药共十七味，至宝神方</small>

熟地<small>八两</small>　枸杞子<small>四两，酒蒸</small>　当归<small>四两，酒蒸</small>　破故纸<small>四两</small>　鹿角胶<small>四两，牡蛎粉炒成珠</small>　牛膝<small>四两，酒洗</small>　巨胜子<small>四两，炒</small>　巴戟<small>四两，酒浸</small>　黄狗肾<small>二条，酒煨杵烂</small>　哺退鸡蛋<small>用七个，炙黄研末</small>　杜仲<small>四两，去丝，姜汁炒</small>　鳖头<small>五两，蜜酥炙</small>　锁阳<small>四两，酥炙</small>　人参<small>五钱</small>　黑驴肾<small>一条，切片，酒煨杵烂</small>　肉苁蓉<small>六两，去鳞甲，酒洗</small>　鸽子蛋<small>三十六个，煮熟入药</small>

---

① 反：还归，回。后多作"返"。

上药共为细末，先将二肾合鸽蛋捣烂，入药拌匀，蜜为丸如桐子大。每服三钱，早晚空心白滚水送下。

此丹能健脾开胃、进食止泻、强筋壮骨、生精补髓、活血助阳、润泽肌肤、调和五脏、延年益寿、返老还童。大凡人六十岁以后，急需接助，以救残衰。服之到老，必无痿弱之症也。

不衰方药共四味，精力神方

白蜜二斤　核桃二斤　鸡蛋二十个　公猪胰脂油四两

上药先将蜜熬好，猪油切烂，再将桃肉水泡去皮捣烂，复将蛋打开搅好，随将大碗盛好，每晨或汤或滚水化开三四钱，任意一服。老年者常常服之，自能强壮异常也。

八仙糕药共八味，调养神方

人参一两　山药六两　莲肉六两　芡实六两　茯苓六两　糯米七升　粳米七升　白糖霜二两五钱

上药先将山药、参、莲、苓、芡各为细末，再将粳糯米为粉，与山药末和匀。并白糖入蜜汤中炖化，摊铺笼内，切成条蒸熟，火上烘干收好。饥时用白水泡数条服之，舒脾宽胃，功难尽述。

此糕专治虚病、久病、老病、脾胃虚弱、精神短少，一切不足等症，皆能其效如神矣。

黑发乌须神方

黑豆五升，拣去扁破。用大砂锅，将乌骨老鸡一只，煮汤二大碗。无灰老酒二大碗、何首乌四两（鲜者用竹刀削碎，陈者用木槌打碎）、陈米四两、旱莲草四两、桑椹

三两、生地黄四两、归身四两、破故纸二两，俱为哎^①咀，拌豆以酒汤为水，砂锅大作一料，砂锅小作二次。用文火煮豆，以干为度，去药存豆，取出晾去热气，以磁罐盛之。用淡盐汤食，一小合用鸡汤煮过。盖藏宜慎，以防蜈蚣也。食完再制，但自此永不可食萝卜。服至半载，须发从内黑出，目明如少，极妙神方。

收功全论

今夫收者，复元之谓也；功者，奏效之谓也。要莫外己之能养，医之能治。若专赖草根木叶之药品，以常保吾身，是末节也，殊不足恃。故当收功之后，再于身心内外加戒谨之功，修以养之。每日起居、乘闲暇时，进修不倦，庶几身无一失，而精可日蓄，气可自充，神可愈足，疾可自此却尽，年可自此永延矣，修养宜行内外之功。循序载列于下：

修养十二段锦歌修养外功

闭目冥心坐，握固静思神；叩齿三十六，两手抱昆仑；

左右鸣天鼓，二十四度闻；微摆撼天柱，赤龙搅水津；

鼓漱三十六，神水满口匀；一口分三咽，龙行虎自奔；

---

① 哎：原作"吮"，据文义改。哎咀，用口将药物咬碎，以便煎服，后用其他工具切片、捣碎或锉末，但仍用此名。

闭气搓手热，背摩后精门；尽此一口气，想火烧脐轮；

左右辘轳转，两脚放舒伸；叉手双虚托，低头攀足频；

以候神水至，再漱再吞津；如此三度毕，神水九次吞；

咽下汩汩响，百脉自调匀；河车搬运毕，想发火烧身；

旧名八段锦，子后午前行；勤行无间断，万病化为尘。

以上系通身，合总行之，要依次序，不可缺，不可乱，先要记熟此歌，再详看后图及每图详注各诀，自无差错。

图式

十二段锦

第一图式　闭目冥心坐，握固静思神

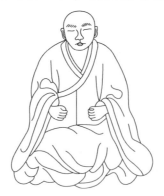

盘腿而坐，紧闭两目，冥忘心中杂念。凡坐要竖起脊梁，腰不可软弱，身不可倚靠。握固者，握手牢固，所以

闭关却邪也；静思者，静息思虑而存神也。

第二图式　叩齿三十六，两手抱昆仑

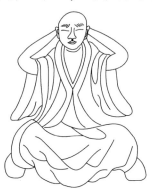

上下牙齿相叩作响，宜三十六声，叩齿以集身内之神，使不散也。昆仑即头，以两手十指相叉，抱住后，频即用两手掌紧掩耳门，暗记鼻息九次，微微呼吸，不宜用耳闻有声。

第三图式　左右鸣天鼓，二十四度闻

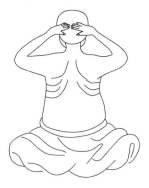

记算鼻息出入各九次毕，即放所叉之手，移两手掌擦耳，以第二指叠在中指上，作力放下第二指，重弹脑后，要如击鼓之声，左右各二十四度，两手同弹，一先一后，

其四十八声，仍收手握固。

第四图式　微摆撼天柱

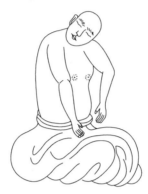

天柱即即后颈，低头扭颈，向左右侧视，肩亦随头左右招摆，各二十四次。

第五图式　赤龙搅水津，鼓漱三十六，神水满口匀，一口分三吞，龙行虎自奔

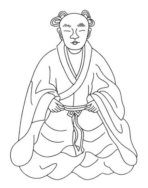

赤龙即舌，以舌顶上腭，又搅满口内，上下两旁，使水津自生，鼓漱于口中三十六次。神水即津液，分作三次，要汩汩有声吞下，心暗想、目暗看，所吞津液直送到脐下丹田。龙即津，虎即气，津下去，气自随之。

第六图式　闭气搓手热，背摩后精门

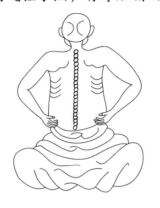

　　以鼻吸气闭，用两掌相搓，擦极热，急分两开，磨①
后腰上两边，一面徐徐放气，从鼻出。精门，即后腰两边
软处，以两热手磨三十六遍，仍收至握固。

　　第七图式　尽此一口气，想火烧脐轮

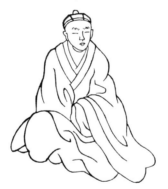

　　闭口鼻之气，以心暗想，运心头之火下烧丹田，觉似
有热，仍放气从鼻出。脐轮，即脐下丹田。

---

　　①　磨：即摩擦。

第八图式　左右辘轳转

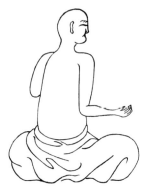

　　曲湾①两手，先以左手连肩，圆转三十六次，如绞车一般，右手亦如之，此单转辘轳法。

　　第九图式　两脚放舒伸，叉手双虚托

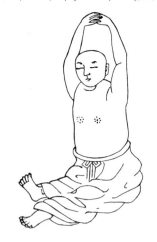

　　放所盘两脚，平伸向前，两手指相叉，反掌向上，先安所叉之手于头顶，作力上托，要如重石在手托上，腰身

————————

　　① 湾：同"弯"，弯曲，下同。

俱着力上耸，手托上一次，叉放下，安手头，再叉，凡上共九次。

第十图式　低头攀足频

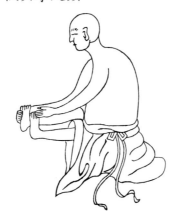

以两手向所伸两脚底，用力扳之，头低如礼拜状，十二次。仍收手握固，收足盘坐。

第十一图式　以候神水至，再漱再吞津；如此三度毕，神水九次吞；咽下汩汩响，百脉自调匀

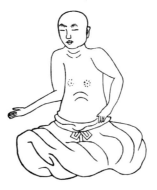

用舌搅口内，以候神水满，再鼓漱三十六，连前一度，此再二度，乃共三度毕，前一度作三次吞，此二度作

六次吞，乃共九次吞，如前咽下，要汩汩响声，咽津三度，百脉自周遍调匀。

第十二图式　河车搬运毕，想发火烧身

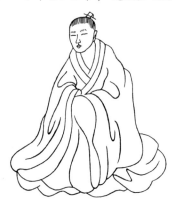

想脐下丹田中，似有热气如火，闭气如忍大便状，将热气运至谷道，即大便处，升上腰间、背脊后、颈脑后、头顶止。又闭气从额上两太阳、耳根前、两面颊，降至喉下心窝、肚脐下、丹田止。想似发火烧身皆热。

八段杂锦歌

热擦涂津美面容，掌推头摆耳无聋；

攀弓两手全除战，搋打酸疼总不逢；

摩热脚心能健步，掣抽是免转筋功；

拱背治风名虎视，呵呼五脏病都空。

擦面美颜诀

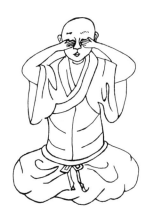

额外功图

此功无论每日早起及日间偶睡，凡睡醒之时，且漫①开眼，先将两手大指背相合磨擦极热，随左右指，各边左右眼皮上各九数，仍闭目，将左右眼珠轮转向左边九遍，又向右边九遍，仍紧闭片刻，然后再开明用，左右九转，大除风热，永无目疾。

擦面绪行妙诀

随后，又将大指背磨擦极热，即以两指背，趁热一上一下，揩鼻上三十六遍，能润肺。

随后，又将大指背湾骨，按两眼外角边小穴中，各三十六遍，又按两眼之近鼻两角之中如数，大能明目洞视。

随后合两掌，磨擦极热，即以热掌自上而下，顺揩面上九十数，要满面高低处俱到，再舐舌上津液于掌，仍磨擦稍热，复擦面上九十次，能润泽容颜，不致黑皱。

---

① 漫：没有限制，没有约束。

此诀极简易，但于睡醒时稍迟下床，便可行之。起来，觉神清气爽，即妙处也。久行各效俱见。

行内修功论修养内功

按摩导引之功，既行之于外矣，血脉俱已流畅，肢体无不坚强，再能调和气息，运而使之，降于气海，升于泥丸[1]，则气和而神静，水火有既济之功。所谓精根根而运转，气默默而徘徊，神混混而往来，心澄澄而不动，方是全修，亦是真养。其它玄门服气之术，非有真传口授，毫发之差，无益有损。今择其无损有益，随人随时随地皆可行者，惟调息及黄河逆流二诀，功简而易，效神而奇，止在息心静气，自堪却疾延年。爰以四语诀之曰，气是延生药，心为使气神，能从调息法，便是永年人。

行内功图

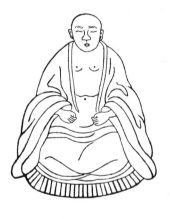

盘膝搭坐

---

① 尼丸：脑神的别名。道教以人体为小天地，各部分皆赋以神名，称脑神为精根，字泥丸。

此诀每日子午二时，先须心静神闲，盘足坐定，宽解衣带，平直其身，两手握固，闭目合口，精专一念，两目内视，叩齿三十六声，以舌抵上腭，待津生时，鼓漱满口，汩声咽下，以目内视，直送脐下一寸二分丹田之中。

式样①
内功平面图式样

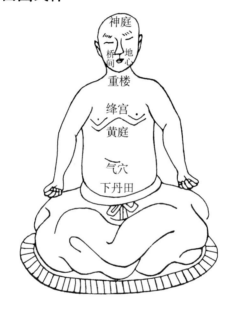

自丹田起向下行

---

① 式样：原缺，据目录补。

内功背面图式样

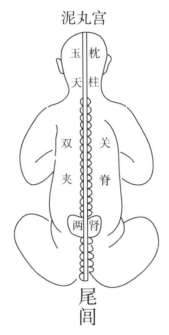

泥丸宫

玉枕 天柱

双夹 关脊

两肾

尾间

至丹田止由上来

行功诀法

当以心想目视丹田之中，仿佛如有热气，轻轻如忍大便之状，将热气运至尾间，从尾间升至肾间，从夹脊、双关升至天柱，从玉枕升至泥丸。少停即以舌抵上腭，复从神庭顺降而下，鹊桥、重楼、绛宫、脐轮、气穴，仍归丹田之中，此内功已毕。

修养宜宝 修养宜知

吾人一身所恃者，精气神俱足，足则形生，失则形死。故修养之术保全三者，可以延年，是以谓之三宝，故宜保之。夫人一身，一家之事接应无穷，心役神劳，不知稍节，恃年力之壮，任意不以为困，何知衰惫之因、死亡之速由此而致。凡人之欲求益寿者，宜于寻常之余，逐时、逐日、逐月，经年累岁倍加戒谨，严于功行，循序进之，精气神自然皆充，岂有不延寿也哉。

六字①

六字治五脏诀法

每日，自子时以后、午时以前，静坐叩齿，咽津即依法，本呵嘘呼呬吹嘻六字，以去五脏之病。口中宜轻轻念，耳中不得闻声，每念一字，要尽一口气，久不可出字。六字难绳，嘻字易混。嘘字气从唇出，嘻字气从舌出，接法行之，不可妄施。

六字各样行式

肝用嘘时目睁睛念嘘字要大睁两目

肺宜呬出手双擎念呬字要两手如擎物然

心呵顶上连叉手念呵字要叉手掌案头顶

肾吹抱取膝头平念吹字要两手抱膝而坐

脾病呼时须摄口念呼字要摄住口

三焦有热卧嘻宁念嘻字要仰面身卧定

六字各效应时

春嘘明目木扶肝，夏日呵心火自闲；

秋呬定收金肺润，冬吹水旺坎宫安。

---

① 六字：原缺，据目录补。

三焦长夏嘻除热，四季呼脾土化餐；

切忌出声闻两耳，其功真胜保神丹。

六字各有真验

嘘属肝兮外主目，赤翳昏蒙泪如哭，只因肝火上来攻，嘘而治之效最速；

呵属心兮外主舌，口中干苦心烦热，量疾深浅以呵之，喉舌口疮并消灭；

呬属肺兮外皮毛，伤风咳嗽痰如胶，鼻中流涕兼寒热，以呬治之医不劳；

吹属肾兮外主耳，腰膝酸疼阳道痿，微微吐气以吹之，不用求方需药理；

呼属脾兮主中土，胸堂气胀腹如鼓，四肢滞闷肠泻多，呼而治之复如故；

嘻属三焦治壅塞，三焦通畅除积热，但须六次以嘻之，此效常行容易得。

以上六字，因疾行之，疾愈即止。某处有病，以某字行之，不必俱行，恐伤无病之脏。果能依法行之，真有奇效，故医书并道经，皆注之于卷求。

外科心法真经实验杂症附后共十说

玉枕疽

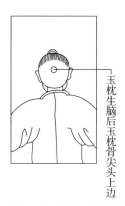

玉　枕　疽

玉枕生脑后玉枕骨尖头上边

此人系予继配生母，此症由外因而生发。

同治九年二月间，天津城东天后宫北大街，妇科医家于占鳌之妻于刘氏，年五十余岁。因探看女产，夜寝受枕边寒风太重，因而成患，昼夜疼痛难忍，延施调治二个月之久，幸得奏效。惟内常服蟾酥丸，外加熏洗法，贴太乙膏，兼用青玉蜜药，继用白玉蜜药，加之红白丹，并化毒生肌之药以辅之，徐徐按次施理，其功自然收复矣。

蛇腹毒

蛇　腹　毒

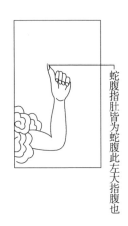

蛇腹指肚皆为蛇腹此左大指腹也

此人系予姨妹之夫，此症由外感而发起。

同治年间，天津城西蒋姓行一，裱扇为业，年三四十岁。常常持纸刀切扇，久而大指受磨成毒，红肿发起，其大异常，疼痛不已。惟用蒸洗法，润熟刀开，以药捻投治，随加化腐生肌之药，以太乙膏盖住，严避风寒，久之按次调理，施之未及三个月而元竟复矣。

乳发

乳　发

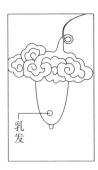

乳
发

此人系予矶兄训导令儿妇，此症因内感而发起。

同治年间，天津城内有县学廪贡，窗兄张芗，有一儿妇，年二十余岁。患乳疮疼痛难忍，昼夜不安，唤予治之，乃不敢妄行，即依法刀开，按症循次用药。不数日遽然收效，真乃古方之神妙也。

乳痈

乳　痈

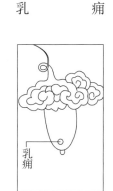

乳痈

此人系予近邻文举弟妇，此症由内感而成形。

光绪年间，天津城内，民籍有一近邻文举魏文藻，弟妇沈氏，年三十余岁，乳患疼痛难忍，日夜不眠多日。唤予医之，何敢自专。惟依书之所载，取其奥妙之法，用刀、用药、用方不敢稍有差错，循循调理，渐渐见效，日不及月，乃收效复元矣。

结喉

结　喉

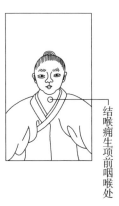

结喉痈生项前咽喉处

此人系左营额外于姓，此症因内感而发。

光绪年间，有近邻左营当差于姓，某，年三十余岁，因肝肺热积，毒发生患于喉外，名曰结喉。登门求医，不揣愚昧，妄为治之，刀开用药，不日遽然奏效，迅速神妙，故宜记之。

红线疔

红　线　疔

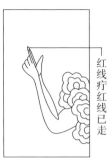

红线疔红线已走

此人系左营外委之女，此症由内因毒感而发。

光绪年间，有武教师高兆麟，左营候补外委，伊女楚高氏，手次指患蛇眼疔毒，登门求治，未虑凶吉，骤然施理。用刀后红线内攻，忽然倒卧，鼻不出气，身挺无语。急求水一钟，再加护心散，灌而救之，不时之间，乃竟苏而醒焉，幸之至矣，故记之。

环跳疽

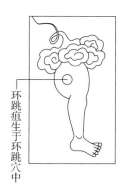

环　跳　疽

环跳疽生于环跳穴中

此人系城外同乡之儿童，此症由于内因外感而发。

同治十一年，同乡西关外开店为业，侯八海之子，年八九岁，患疽，溃深寸余，寻治几载，皆未见效。腿伤及废，步履持拐，拟有性命之忧。登门乞医，情不容辞，冒昧施理，惟以马齿苋膏拌猪脂油，捣匀，满疮口敷上，盖太乙膏以避风寒，每日早热水烫洗，日日如此，毒水流荡不止，将近半载，毒水尽净，又用生肌之白蜜药，收敛药理之，居然愈矣。而腿仍然难伸，乃神力也，故书之。

小便肿闭

小 便 肿 闭

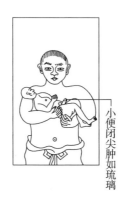

小便闭尖肿如琉璃

此人系城内同乡小孩，此症由于外感气凝而生。

光绪年间，城内同乡小儿，运差为业，孙八海之孙，年不及半载，多受风寒，气热凝闭。此患忽生，数日不尿，叩门乞治，即将京都皮赞公所卖灵宝如意丹取七粒，再用车前子一钱，煎水，以热药水浸如意丹化，用羹杓尽灌小儿，次日居然肿消尿通矣。其效甚妙，故载之。

对口

对 口

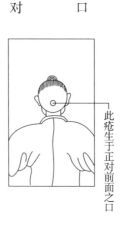

此疮生于正对前面之口

此人系西关外西路住址，此症由于内感而发。

光绪年间，有一同乡王姓，卖药为生，年三十余岁，生此患症，登门乞治。症由阳经热极而生，按脑疽之症理之，熏蒸烫洗，于未溃之前，用丹散膏束敛拘治，于已溃之后，寻次调理，不数日，其症大有奇效，复元矣。其人将伊所卖药之方，慨然送予施之，以为报施治之恩，故详载之。

发背

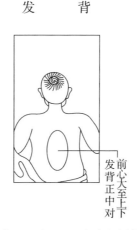

发　背

前心大至上下
发背正中对

此人系予门下雇工瓦匠，此症因外感太重而发。

光绪年间，门下有一同乡，瓦匠为生，年二三十岁，冬令患此症，叩门求医。论症，由于火毒积热太深，故症发太重。按理寻次，不惮劳瘁。施治将进半载，幸得奏效，真乃天之命也，何其神哉！故宜记之。

真验总论

今夫人以身涉世，安常者不无处变，安常之境不必论，而处变之处实可怜，漫云大劫巨患，悉属可忧。即疮疡之患，亦不可当。盖医家视症，仅知恃药之力、方之妙、见机之高明，殊不知力有胜于药、妙有过于方、高明有超于见机者，何也？然而药亦不可无，方亦不可少，见机亦不可缺。盖不过借三者以引之，莫谓小灾细患之生，即有大难巨患之临，力足见其回天，妙直易于反手，高明更俨然再造也。试观予数十年来，轻重大小所见之症，指不胜屈，略举至奇至异之效者数端，以验成功多，而用力少，取不尽而用不竭，未可以言语形容也，实不诬焉。

跋

善教真人云：吾以观之，拣选应验良方，非常术也，或出海外，或受异传，无须更证此功不可言量也。存养之功，实为修身之行，再能涵养心性而立于命兼无疾矣，然则澄其备而清其流者也。夫世人所用之法，天有六寒，而生五味，发为五色，征为五声，淫生六疾。六气曰阴阳风雨晦明也，分为四时，序为五节，过则为灾，阴淫寒疾，阳淫热疾，风淫湿疾，雨淫腹疾，晦淫感疾，明淫心疾。由此一观，则蹈于淫而生于疾矣。我仙修身之法不同类也，煌煌兮今古，全赖阴阳二气吐，赫赫兮斯人，天地相为伍，何以聚顶曰华三，何以朝元曰气五，要与天地共盘旋，要与阴阳同鼓舞，人身有阴并有阳，欲求真实在中土，阴阳二气浩然生，天地乾坤难相阻，即是孔子谓鸢鱼，即是丹书演龙虎，何分圣贤与佛祖，赫赫兮斯人，即可煌煌兮今古。

大清光绪十三年八月二十四日降鸾于卧云香堂偶然稍坐一

序

善教真人身居太华峰，汉时人也，得道成为上仙是为记

又跋

紫霞真人云：外选奇方，有关系紧要，以济世人，功

德莫大矣。真能身体力行，纯儒循吏，寻章摘句，应验良方，功德乞浅鲜哉。登仙籍，入仙班，无不全赖此也。吾开坛以来，煌煌宝诰，为万世之典型，救世之良方，足为千秋之模范，方以为世人好善矣，不意得之于前，复得之于后也。

大清光绪十三年八月二十五日降鸾于卧云香堂偶书

紫霞真人 身居五台山，秦时人也，得道成为上仙是

校注后记

一、作者生平

刘济川，字荷桥，天津人氏，生卒年不详。清末医家，平生精心书史，勤学多思，潜心医学，常试外科，著有《外科心法真验指掌》，刊刻于清光绪十三年（1887）。该书以著者平生行医之经验汇集而成，外科理论、治法、器具、方药、预后等兼收并蓄，图文并茂。

二、体例及内容介绍

《外科心法真验指掌》分为元、亨、利、贞四卷，有序、目录及跋，原书文末载有刻工、印刷及布施情况。该书以辨症为首，统领全章，理、法、方、药完备，附图示较多，且刊刻精致。

卷一首论"辨症"，将疮疡分为"吉凶、阴阳、大小、轻重、平险、男女、老少、内外、迟速、难易"十种，后配图文论述脏腑手足十二经循行，详论二十八脉诊断及疮疡治法总论，如：内消治法、内托治法、虚实治法、用砭治法、用灸治法等。

卷二论述外科用药、内服汤剂、外科刀针及辨脓。载十八反、十九畏、药性赋，常用补益气血及疮疡溃后内服汤剂；载外科刀针总论、分论及图解；论述辨脓之善恶、顺逆、痒痛、发肿等；卷末为调养门，分别从择医、服药、治法、养法、饮食、起居等十个方面论述。

卷三主要载外科常用方剂，分丸、散、膏、丹、锭、蜜药六类，每类下载方药，均有方名、药物配伍、煎服方法及主治病证。

卷四先载外治方药，如蜜药、捻药、敷药、熏洗药的配伍和适应病证；后为"收功门"，载疮疡痈疽调摄、调神健体方药、食疗方、十二段锦及修养内功等，卷末附医案可资勘验。

三、学术思想研究

1. 尊古博今，众采中有独见

本书理论尊崇前人的认识，继承陈实功、吴谦、陈无择等前人的观点，强调外证必根于内，曰："痈疽虽属外科，用药却要参照内伤。"在论述疮疡的病因中，沿用陈无择三因学说。同时，将中医整体辨证思想融会贯通于外科临床中，注重审查病因，重视病人体质，曰："医者先审其由、辨其形，视其人男女老少，分其时春夏秋冬……务诊其体虚实寒热，见其症之确切无疑，再用药以攻之，继用药以养之。"从经脉、脉诊、施治、用药等方面论述，博采众多医家的理论、诊法、治法，同时加入自己临证之经验，不偏不倚，内外治法并重，且治法多样，详细记载内消、内托、砭、灸、神灯、熏洗等多种中医外科治法原理、步骤和药方。

2. 载方为主，方剂广收博采，用药广泛

本书卷三、四以载方为主，载方150余首，分丸、散、膏、丹、锭、蜜药六种剂型。广搜博采，先载内服之方药，后系统载外治之各种剂型的方剂，提倡内服与外治相结合。每方详载药物组成、治法、煎服或外用方法，方剂适应证及疗效载述清晰，可操作性强。作者所收药方来源广泛，涉及二十余种古医籍文献，有部分方剂未查见来源，或是作者自创方或收集他人方，从方后所附简洁的疗效评语，可见作者临床经验丰富，颇有心得。

3. 重视外治，治法多样，载刀针图式

本书外治方以散、膏、锭、蜜药为主，除载外治方药外，还详细记载了外科常用捻子制法、敷药、拔治、熏洗等多种方法，并配插图，图文并茂，形象直观，较好地再现清以前外治法的多样性。

书中外科刀针图式是本书一大特色，介绍了三十七种刀针名称、式样和用法，全部附有刀针器具图。虽以"刀针"概括外科常用锋利器具，但还包括药鼓、吹管、压舌板等咽喉科常见外用器具。所载中医医疗器械不仅品种丰富，更有文字说明其适应病证（症）和用法，是研究中医医疗器械不可或缺的珍贵材料。

4. 重视养生和调养

本书重视痈疽病愈后的调养，曰："可畏哉，当谨于饮食而不可妄吃；可虑哉，当慎于举措而不可轻动；可禁哉，当禁于色欲而不可放肆。无论男女老少，大抵相同。"卷四有专篇载述痈疽疮疡调摄之法，载有各科宜忌之物，外科除宜戒发物、反生物、倒发物、开灿物外，还特别指出应戒除难愈、败坏等情志因素。附常用保健的方药，如安神丸、资生丸、益寿丹；载食疗方，如莲薏粥、八仙糕等，旨在滋养气血、涵养筋骨。卷四末以修养内外功结尾，曰："若专赖草根木叶之药品，以常保吾身，是末节也，殊不足恃。故当收功之后，再于身心内外加戒谨之功，修以养之。"介绍了十二段锦歌诀、十二段锦图式、擦面美颜诀、行内修功论和六字诀等，体现了作者重视调养、保健之功。

方剂索引

总 书 目

I

本　草

方　　书

医便

卫生编

袖珍方

仁术便览

古方汇精

圣济总录

众妙仙方

李氏医鉴

医方丛话

医方约说

医方便览

乾坤生意

悬袖便方

救急易方

程氏释方

集古良方

摄生总论

摄生秘剖

辨症良方

活人心法（朱权）

卫生家宝方

见心斋药录

寿世简便集

医方大成论

医方考绳愆

鸡峰普济方

饲鹤亭集方

临症经验方

思济堂方书

济世碎金方

揣摩有得集

瓯斋急应奇方

乾坤生意秘韫

简易普济良方

内外验方秘传

名方类证医书大全

新编南北经验医方大成

临证综合

医级

医悟

丹台玉案

玉机辨症

古今医诗

本草权度

弄丸心法

医林绳墨

医学碎金

医学粹精

医宗备要

医宗宝镜

医宗撮精

医经小学

医垒元戎

证治要义

松厓医径

扁鹊心书

素仙简要